DIAGNOSTIC

DES

RÉTRÉCISSEMENTS DE L'URÈTHRE

PAR

M. G. LAVIN

Docteur en médecine de la Faculté de Paris,
Interne des hôpitaux de Paris,
Membre correspondant de la Société anatomique
et de la Société clinique,
Médaille de bronze de l'Assistance publique.

PARIS

A. PARENT, IMPRIMEUR DE LA FACULTÉ DE MÉDECINE
A. DAVY, successeur
31, RUE MONSIEUR-LE-PRINCE, 31

1882

DIAGNOSTIC

DES

RÉTRÉCISSEMENTS DE L'URÈTHRE

DIAGNOSTIC

DES

RÉTRÉCISSEMENTS DE L'URÈTHRE

PAR

M. G. LAVIN

Docteur en médecine de la Faculté de Paris,
Interne des hôpitaux de Paris,
Membre correspondant de la Société anatomique
et de la Société clinique,
Médaille de bronze de l'Assistance publique.

PARIS

A. PARENT, IMPRIMEUR DE LA FACULTÉ DE MÉDECINE
A. DAVY, successeur
31, RUE MONSIEUR-LE-PRINCE, 31

1882

DIAGNOSTIC

DES

RÉTRÉCISSEMENTS DE L'URÊTHRE

INTRODUCTION, DÉFINITION ET CLASSIFICATION

Ayant eu l'honneur de passer une année dans le service de notre cher et savant maître, M. le professeur Guyon, nous avons pu y voir plusieurs malades envoyés à l'hôpital, avec le diagnostic de rétrécissement de l'urèthre et chez lesquels on ne pouvait constater la moindre trace de stricture, tandis qu'il s'agissait en général de spasme uréthral. Les cas dans lesquels le diagnostic n'a pu être fait que grâce à la grande habileté clinique du professeur Guyon nous ont donné l'idée de consacrer notre thèse inaugurale au diagnostic des rétrécissements de l'urèthre.

Nous sommes bien loin du temps ou les rétrécissements étaient considérés comme incurables; aujourd'hui le pronostic et le traitement de cette affection sont très bien connus; cependant, les erreurs de diagnostic sur les rétrécissements de l'urèthre, sont encore loin d'être rares. Plus d'une fois nous avons reçu à la salle civiale des malades atteints de rétention d'urine, qui, faute d'un diagnostic, sont arrivés avec des fausses routes. Il n'est pas besoin d'insister sur le pronostic des fausses routes faites dans de telles conditions, pour comprendre que, dans l'intérêt du malade, on doit toujours s'efforcer de faire un diagnostic et un diagnostic précis.

Nous avons souvent entendu le professeur Guyon dire : que les maladies des voies urinaires ne sont pas comme beaucoup d'autres maladies dans lesquelles on peut temporiser, ici il faut agir et savoir agir. Souvent le médecin n'a pas le temps d'aller consulter ses livres avant de prendre une décision sous peine d'exposer le patient à une mort parfois rapide.

Nous nous occuperons surtout dans notre travail des vrais rétrécissements, nous traiterons un peu plus légèment les pseudo-rétrécissements et nous ne parlerons, parmi ces derniers, que de ceux qui peuvent, le plus souvent, être cause d'erreurs de diagnostic.

Il est une variété de rétrécissement qui constitue bien plutôt une malformation ; nous voulons parler des rétrécissements congénitaux : de ceux-là nous ne nous occuperons point ici, car leur origine, leur marche, les séparent complètement des rétrécissements acquis que nous avons seuls en vue.

Nous diviserons notre travail en deux parties. Dans la première, nous parlerons des vrais rétrécissements et de la manière d'explorer l'urèthre ; dans la deuxième partie, nous exposerons le diagnostic différentiel aussi complet que possible.

Avant d'aller plus loin, il est nécessaire de bien établir

ce que nous entendons par rétrécissements de l'urèthre, et parmi les diverses définitions qui ont été données de cette affection, nous ne pouvons en trouver de meilleure que celle que nous avons souvent entendu donner, soit au lit du malade, soit dans les conférences cliniques, par notre cher maître, le professeur Guyon. Le rétrécissement de l'urèthre est constitué par l'étroitesse continue et progressive du canal avec lésion pathologique permanente.

Nous diviserons les rétrécissements en vrais et faux rétrécissements. Les premiers : 1° en rétrécissements blennorrhagiques ; 2° en rétrécissements traumatiques ; 3° en rétrécissements cicatriciels.

Ne nous occupant que peu des seconds, nous ne ferons pas de divisions pour les faux rétrécissements qui ne rentrent pas directement dans le cadre que nous nous sommes tracé.

CHAPITRE PREMIER

Cette variété de rétrécissements s'observe surtout chez les sujets âgés de vingt-cinq à trente ans. Ils se présentent généralement six ou huit ans après le début de la blennorrhagie. Cependant on les a vus, mais dans des cas très rares, affecter le canal deux ans après la blennorrhagie. Lorsqu'il y a en plus une blennorrhée, on doit surtout tenir compte de la première, autrement on pourrait se faire une idée fausse de l'époque véritable d'apparition de la coarctation, et croire qu'elle est plus récente qu'elle ne l'est en réalité.

Au début, le rétrécissement blennorrhagique passe inaperçu. Souvent il ne se révèle que par la goutte militaire qui attire l'attention du malade, celui-ci n'est qu'*exceptionnellement* frappé tout d'abord par d'autres symptômes, qui sont : la rétention d'urine et des troubles gastro-intestinaux, que nous nous contenterons de mentionner, nous réservant de les étudier ailleurs. Des troubles fonctionnels de la miction ne tardent pas à se présenter et impriment au jet de l'urine des caractères d'une importance qui a été certainement exagérée par les auteurs et dont nous allons nous occuper.

Tout d'abord, nous trouvons une modification dans la forme du jet qui devient tortillé, en vrille, en tire-bouchon, en arrosoir; quelquefois bifurqué ou affectant la

forme d'une lame, et ces symptômes ne sont ni constants
ni d'un grand d'intérêt; l'on peut voir, en effet, des
rétrécissements blennorrhagiques qui n'amènent aucune
modification dans la forme du jet de l'urine.

En même temps que la forme se modifie, le volume
du jet diminue. La miction devient plus lente, nécessite
pour s'accomplir un temps relativement long, et devient
pénible au malade; mais ce n'est pas tout. La force de
projection du jet elle-même diminue; concurremment
avec ces symptômes, on peut observer, quoique rarement,
de la douleur, de la cuisson, siégeant au niveau du
rétrécissement et survenant pendant la miction pour
cesser presque complètement dès que celle-ci s'est ac-
complie, mais, en général, la douleur n'apparaît que
lorsqu'on sonde où qu'on explore le canal. D'après Reybard, elle tiendrait à deux causes ; d'abord à la compres-
sion de la muqueuse entre la sonde et le tissu qui forme
le rétrécissement et ensuite à la distension que la sonde
produirait sur le rétrécissement même. Quelques mois
plus tard, les symptómes s'étant accentués d'avantage,
d'autres incommodités peuvent survenir. Alors non seulement la miction devient beaucoup plus lente, mais
encore la force de projection diminue tellement que les
malades sont forcés de prendre des précautions pour ne
pas pisser dans *leurs bottes* suivant l'expression consa-
crée par les auteurs. De nouvelles précautions sont
nécessaires au malade s'il veut éviter de mouiller ses
vêtements même après la miction.

C'est, qu'en effet, derrière tout rétrécissement, il y a
une dilatation dans laquelle l'urine s'accumule, et ce
liquide n'étant plus sollicité par la pression vésicale

s'écoule goutte à goutte par son propre poids. C'est dans
le but de remédier à cet inconvénient que certains
malades cherchent à vider le canal en exerçant des
pressions derrière l'obstacle. La marche prolongée, les
fatigues, les excès soit de table, soit de coït, augmentent
considérablement les phénomènes produits par les rétrécissements, il en résulte quelques fois une rétention
d'urine. Dans l'intervalle des mictions, les malades se
trouvent relativement assez bien, on peut observer toutefois un écoulement purulent ou séro purulent qui
devient parfois assez abondant pour tacher la chemise.
C'est surtout le matin, au moment du réveil que le malade
s'en aperçoit. Lorsque la maladie est avancée, on voit
apparaître une série de phénomènes dus à des altérations qui surviennent du côté de l'urèthre, de la vessie
et de l'urine. A cette période de l'affection, le jet d'urine
peut devenir filiforme, d'autres fois, la miction ne se fait
que goutte à goutte et au prix d'efforts considérables.

Pendant l'effort, le visage se congestionne, une sueur
profuse baigne tout le corps, la résistance à vaincre est
parfois tellement considérable que les malades sont obligés, pour augmenter le point d'appui, de se crampon-
ner aux objets qui les environnent; enfin, à force de
pousser, les gaz et les matières fécales s'échappent in-
volontairement au dehors.

En raison de la connaissance de ces faits, qui peuvent
se répéter à chaque miction, le malade est forcé d'aller
au cabinet toutesles fois qu'il est sollicité par des envies
d'uriner, de crainte d'être surpris par une sortie intem-
pestive de garde-robes. Que l'on ajoute à ceci que la
fréquence de la miction est quelquefois considérable-

ment augmentée et que la miction est presque aussi
fréquente la nuit que le jour (ce qui rend le sommeil
pénible ou presque impossible), et on se rendra facilement compte de l'incommodité qui accompagne le rétrécissement blennorrhagique dans ce cas.

« On est frappé, dit le professeur Guyon, de constat-
ter chez les rétrécis combien la quantité de l'effort nécessaire à la miction est peu en rapport avec le degré
d'étroitesse. La longueur du rétrécissement, l'épaisseur
et la résistance du canal nécessitent, bien plus que sa
grande étroitesse, des contractions musculaires éner-
giques. »

C'est au moment de l'effort qu'entraîne la miction que
l'on peut voir apparaître le prolapsus du rectum, des
hernies, des hémoptysies, des congestions cérébrales.
On peut voir chez des individus la miction s'effec-
tuer assez facilement, bien que le canal ne soit per-
méable qu'à des bougies très fines. On peut observer,
par contre, des rétentions d'urine là où le canal est
accessible aux grandes; cela tient à la congestion et à
l'inflammation du point rétréci.

Nous n'irons pas plus loin sans rappeler qu'il est plus
rare qu'on ne pense de voir les rétrécis faire des efforts
considérables pour uriner. En effet, ainsi que le fait
remarquer M. le professeur Guyon, le malade urine avec
sa vessie et non pas avec son canal, et nous savons qu'à
cette période la vessie est très hypertrophiée et puis
sante.

Comme nous l'avons dit plus haut, il arrive un moment
où on peut constater des altérations de l'urèthre et de la
vessie. En dehors de la congestion et de l'inflammation,

l'urèthre peut aussi être le siège d'ulcération et de ruptures. Dans le cas de congestion ou d'inflammation, on
peut constater la rétention d'urine; dans le cas d'ulcération et de rupture, il y a de l'infiltration. Le col de la
vessie peut, à son tour, être atteint par l'inflammation;
celle-ci est, en général, subaiguë ou chronique, plus
rarement aiguë.

Lorsque l'inflammation a envahi le col, on observe
une recrudescence dans les phénomènes de rétrécissement, et les envies d'uriner deviennent en même temps
plus fréquentes (toutes les demi-heures, tous les quarts
d'heure, et même toutes les dix minutes); elles sont en
outre pressantes. Des douleurs apparaissent dans la région hypogastrique, surtout immédiatement derrière et
au-dessus du pubis; elles s'irradient vers l'anus, les
aines, le périnée, les membres inférieurs. Elles sont
légères et profondes, surtout au début, et ne tardent pas à devenir plus intenses; elles augmentent par
les mouvements et atteignent leur maximum au début et
à la fin de la miction. On voit, en outre, des épreintes et
du ténesme vésical et rectal se produire.

Souvent il survient des picotements et du prurit au
méat et à l'anus, et quelquefois au-dessous des bourses.
Dans les cas de cystite, on peut observer des hématuries, et le professeur Guyon rapporte un cas où elles dis-
parurent avec le traitement du rétrécissement.

OBSERVATION I.

Rétrécissement blennorrhagique. — Cystite avec hématurie. —
Dilatation progressive. Guérison complète de la cystite. (Com-
muniquée par mon excellent collègue et ami R. Jamin, interne
des hôpitaux).

Blennorrhagie unique en 1874. Cinq ans après (décembre 1879), rétrécissement traité pendant un mois, à
l'hôpital du Midi (service de M. Simonet), par la dilatation progressive jusqu'au Béniqué n° 34; le malade sort,
sur sa demande, le 24 décembre 1879.

Rentré chez lui, il se passa pendant quelques mois,
tous les dix ou douze jours, une bougie n° 20. Au bout
de sept à huit mois, il ne peut plus passer qu'une bougie n° 15, et après quelques mois encore une bougie
n° 12. Durant ce temps, bonne santé générale, sauf
quelques rhumes (le malade, étant chauffeur au gaz, est
soumis à de brusques variations de température). Pas de
troubles ni de douleurs de la miction; pas de blennorrhagie nouvelle; de loin en loin cependant, surtout après
des accidents de boisson, il voit apparaître au méat, le
matin, une petite goutte de liquide incolore.

Il y a trois mois, tout à coup, sans cause appréciable,
il ne peut passer la bougie n° 12, dont il se servait
depuis plusieurs mois. Tout d'abord il ne s'en inquiète
pas autrement; mais, quelques jours après, ses mictions
deviennent plus fréquentes, aussi bien la nuit que le
jour.

Puis un matin il expulse, avec effort, par le canal
quelques caillots de sang; cet accident se renouvelle, à
plusieurs reprises, pendant deux ou trois jours. Quinze

jours se passent, pendant lesquels les mictions restent à leur maximum de fréquence (elles se succèdent d'heure en heure), mais deviennent en outre douloureuses à la fin. Au bout de ce temps, il remarque que ses urines sont manifestement sanguinolentes. Il continue cependant son dur travail, conservant l'appétit, mais maigrissant un peu et transpirant énormément la nuit.

Ses mictions devenant de plus en plus fréquentes et douloureuses, s'accompagnant assez souvent d'hématuries, le malade se décide, au bout de deux mois et demi, à entrer à l'hôpital Necker, salle Saint-Vincent, n° 13, le 16 janvier 1882, service de M. le professeur Guyon.

Pas de signes de tuberculose.

Pendant trois semaines que dure son séjour à l'hôpital, on lui fait la dilatation progressive sans accidents jusqu'à la bougie n° 19. Au bout de quelques jours de ce traitement la cystite disparaît complètement.

Il sort en très bon état au commencement de février; il reviendra de temps en temps pour qu'on puisse entretenir la dilatation.

Nous voyons d'après la description que nous venons de faire que, dans les rétrécissements, on n'observe au commencement que des troubles mécaniques se trouvant sous la dépendance exclusive de la coarctation; mais l'inflammation du réservoir et du conduit urinaire qui viennent se surajouter changent par leur présence le tableau symptomatologique. Par le fait des obstacles et des phénomènes congestifs ou inflammatoires qui les aggravent, le réservoir urinaire s'élargit et une certaine quantité d'urine plus ou moins altérée, séjourne dans sa cavité. C'est surtout quand l'urèthre et la vessie commencent à subir des altérations consécutives au rétrécissement que le diagnostic peut devenir difficile. C'est pour cela que nous nous efforcerons de faire la séméiologie de ces phénomènes auxquels nous consacrerons des chapitres spéciaux.

Exploration de l'urèthre. — Diverses méthodes ont été proposées dans le but d'explorer l'urèthre. Quelques-unes d'entre elles ont été bannies de la pratique, d'autres sont tombées en désuétude et on n'a conservé que celles dont la simplicité et l'utilité ont été démontrées par la pratique journalière.

De ces derniers procédés, peu importe, à notre avis, qu'on donne la préférence à tel ou tel : ce qui importe c'est que le procédé soit simple et facile ; susceptible de mener sans retard à un diagnostic exact et précis, car la thérapeutique en dépend.

C'est dans le service de M. le professeur Guyon, que nous nous sommes convaincu de l'excellence de ces idées.

Ne pouvant trouver de meilleur guide que la pratique de notre maître, c'est sa manière de procéder que nous nous attacherons à décrire.

Aussi nous ne parlerons pas de bougies en cire, du porte-empreintes de Ducamp, de la sonde d'Amussat, des stylets de Ch. Bell, de l'endoscope de Désormeaux, ni d'une foule d'instruments qui ont été employés par certains chirurgiens.

Le meilleur moyen de pratiquer cette opération consiste à se servir d'abord d'une bougie à boule olivaire.

Un précepte important est celui qui prescrit de commencer l'exploration par une olive de gros calibre ; c'est par cette méthode seulement que les parties peu rétrécies du canal, ne passeront pas inaperçues. Au fur et à mesure de ses besoins, le chirurgien diminue progressivement le calibre des olives employées, c'est ainsi qu'il peut arriver à diagnostiquer le siège des rétrécissements, leur calibre, leur nombre, leur étendue.

L'exploration doit être pratiquée avec douceur et d'une main attentive.

Le chirurgien renseigné par la première olive sur le calibre du méat, qui parfois est le premier obstacle, fait lentement progresser l'explorateur. Dès que l'instrument est arrêté par un obstacle, si léger qu'il soit, le chirurgien promenant aussitôt sa main le long de la paroi inférieure de l'urèthre, va à la rencontre de l'olive qu'il sent avec facilité et se rend un compte exact de la situation précise du premier point rétréci.

Si l'olive ne peut pas continuer sa marche, il la remplace aussitôt par une olive d'un numéro moindre, et cette exploration nouvelle lui donnera souvent les notions et de l'étendue du premier rétrécissement et de l'existence d'un second point rétréci situé plus ou moins loin du premier. Il se comporte pour ce second rétrécissement comme pour le premier, appréciant sa situation par l'exploration de la paroi inférieure de l'urèthre, appréciant également son calibre et son étendue ; et répétant aussi souvent qu'il est nécessaire les manœuvres précédentes, grâce à la diminution progressive des olives employées, le chirurgien peut arriver à un diagnostic anatomique des plus précis, un seul cas excepté, celui où la première

stricture sera trop serrée, pour permettre l'exploration
des parties de l'urèthre situées en arrière d'elle.

Pendant cette série d'explorations graduelles on
éprouve des sensations de ressaut; c'est lorsque le canal
est inégal, que les obstacles sont courts et ne sont pas
assez considérables pour s'opposer à la libre progression
de l'olive; ces sensations sont souvent particulièrement
marquées au moment où l'explorateur est retiré. Ce talon
de l'explorateur éprouve parfois une série de ressauts
que l'on peut facilement compter et c'est ainsi que le
cathétérisme d'arrière en avant contrôle et renforce
même les données par le cathétérisme d'avant en arrière.

Le diagnostic de siège, de nombre, de calibre et d'é-
tendue étant fait, il reste à apprécier l'énergie de la
stricture. Les bougies coniques à bout olivaire qui servent à la dilatation, servent du même coup à apprécier
le siège de stricture. L'instrument étant engagé on
éprouve par fois une grande résistance à le retirer; il est
serré et quelquefois tellement serré, que la bougie ne
vient pas, et qu'à chaque mouvement de traction on entraîne la verge avec elle (ceci se remarque surtout dans
les rétrécissements élastiques, variété fâcheuse pour le
traitement. On doit mesurer l'urèthre par régions, et non
pas par centimètres. En procédant ainsi l'on voit que les
rétrécissements d'origine blennorrhagique, occupent en
général des points précis dans des régions déterminées,
Les rétrécissements blennorrhagiques sont *presque toujours multiples*. On trouve un premier point rétréci dans
la fosse naviculaire, à sa partie la plus profonde, un
second point dans la région pénienne, très près des
bourses, un troisième dans la région périnéo-bulbaire.

Souvent on peut rencontrer des points intermédiaires surtout dans les régions scrotales et péniennes. Les régions membraneuse et prostatique ne sont jamais affectées dans cette variété de rétrécissement, le rétrécissement blennorrhagique, appartient exclusivement à l'urèthre antérieur.

La lumière du rétrécissement est d'autant plus étroite qu'on se rapproche des régions plus profondes. De là la nécessité sur laquelle nous avons déjà insisté de se servir d'explorateurs de calibre décroissant.

Ainsi donc le point le plus étroit se trouve dans la région bulbaire et c'est ici qu'on a localisé le siège d'élection des rétrécissements blennorrhagiques. En effet, lorsqu'il n'y a qu'un seul rétrécissement, c'est là qu'on le rencontre.

Nous avons vu des cas dans lesquels presque tout l'urèthre était dur, comme cartilagineux, et offrant des inégalités, variétés de rétrécissements, guérissant difficilement par la dilatation progressive et le plus souvent justiciables de l'uréthrotomie interne. Il arrive quelquefois que pendant les dernières périodes de l'affection, les explorateurs, même les plus fins, ne peuvent passer. C'est alors que les bougies fines, dont le bout tantôt tortillé, tantôt en forme de baïonnette, tantôt en forme de spirale ou de vrille, peuvent rendre de véritables services pour arriver à la notion de la pénétrabilité et de la déformation du trajet rétréci. Ces différentes formes des bougies sont indispensables, car on sait que l'ouverture antérieure du rétrécissement peut être placée ou bien près d'une des parois, ou bien au centre, et que l'orifice d'entrée ne correspond pas toujours à l'orifice postérieur et en même temps le trajet peut être plus ou moins sinueux. Ainsi quand on veut y pénétrer il faut présenter à plusieurs reprises la bougie au rétrécissement en l'enfonçant et en la retirant chaque fois, et cela avec des bougies différentes, jusqu'à ce qu'on ait trouvé l'ouverture de la portion stricturée. Une fois la porte ouverte, on ne réussit pas toujours à faire progresser la bougie, il faut alors faire des mouvements de latéralité, de légers mouvements de torsion et c'est grâce à cet artifice qu'on peut avancer, et encore n'y réussit-on pas toujours.

Il est des cas dans lesquels l'orifice d'entrée est tellement petit ou tellement déformé que rien n'y pénètre. C'est pour ces cas que nous réserverons le nom de rétrécissement infranchissable.

Si nous mettons de côté certains cas dans lesquels les fistules uréthrales laissent passer toute l'urine, on peut tenir pour certain que ce liquide passe toujours à travers un rétrécissement, quelque serré qu'il soit.

Il est une manière que l'on ne doit point négliger avant l'exploration du canal lui-même, c'est l'exploration de la paroi inférieure de l'urèthre ; on trouve assez fréquemment chez les anciens blennorrhagiques le long de cette paroi inférieure des nodosités plus ou moins volumineuses indépendantes de la peau, inhérentes à l'urèthre, présentant la forme de chapelet, suivant la comparaison de M. le professeur Guyon, ces nodosités pouvant donner des présomptions sur le siège et le nombre des rétrécissements péniens.

On voit par notre description que la marche de ces rétrécissements est très longue et progressive. C'est ainsi qu'ils peuvent rester stationnaires pendant longtemps.

Lorsque l'altération consiste dans un plissement de la muqueuse, elle peut résister longtemps, ne subir aucun changement, et ne causer aucun trouble. Il en est de même, lorsque le point lésé est limité à une partie de la paroi du canal. Voillemier cite le cas d'un vieillard de 84 ans, dont l'urèthre antérieur, rétréci dans toute sa longueur, formait un tuyau dur qui était facile à suivre à travers les téguments, depuis le périnée jusqu'au méat. En effet, il urinait par un jet extrêmement fin. Cet état de choses durait depuis plus de six ans, sans le moindre changement, lorsque Voillemier le vit. Nous remarquons toutefois que le cas de Voillemier est un fait exceptionnel.

Il y a des cas, au contraire, où la lésion fait des progrès très rapides, mais ces cas sont très rares, et, en tout cas, jamais la marche n'est aussi rapide que dans les rétrécissements traumatiques.

RÉTRÉCISSEMENTS TRAUMATIQUES.

Les causes qui peuvent donner lieu aux rétrécissements traumatiques de l'urèthre, sont très nombreuses. Elles doivent nous occuper d'autant plus que le siège, la marche et le pronostic de ces rétrécissements sont subordonnés à l'étiologie.

Les traumatismes des différentes régions de l'urèthre peuvent être produits par des instruments piquants, tranchants, par rupture et par contusion, nous les étudierons dans chaque portion du canal.

Portion pénienne. — Cette région est plus rarement

atteinte que les autres à cause de sa grande mobilité. Les lésions peuvent avoir lieu pendant l'érection, ou en dehors de celle-ci.

Les plaies par instruments tranchants peuvent être produites dans un but thérapeutique (amputation de la verge, etc), ou par accidents.

Les plaies par instruments piquants sont rares, et dans la grande majorité des cas, sans gravité.

Les plaies contuses sont les plus intéressantes à étudier et, parmi celles-ci, nous étudierons dans des paragraphes spéciaux celles qui offrent le plus d'intérêt.

Rupture de la corde. — Nous savons que la corde n'est que l'urèthre rétracté, fait qui s'observe dans quelques cas de blennorrhagie. Elle peut se rompre par deux mécanismes différents: ou bien c'est le malade lui-même qui la rompt dans le but de redresser la verge, ou bien c'est pendant l'érection que la rupture a lieu et elle occupe en général la partie moyenne de la région pénienne.

Fausses manœuvres du coït. — Ici le canal seul peut-être en cause, mais dans les cas graves la lésion peut s'étendre aux corps caverneux.

La rupture peut avoir lieu aussi, dans les cas d'introduction difficile. Tel est le cas d'un jeune homme chez qui elle survint la première nuit de ses noces après plusieurs tentatives d'introduction.

Les ruptures pendant l'érection par torsion ou exagération de courbure, le pénis heurtant contre l'os du pubis par exemple, entrent dans la même catégorie. (Colles).

Il en est de même du fait de M. le professeur Guyon,

cité dans la thèse de Ballard:« la verge fut ployée brusquement vers le périnée pendant le coït. Immédiatement une hémorrhagie eut lieu ». La rupture spontanée de l'urèthre survient parfois pendant une violente érection et au niveau d'un ancien rétrécissement traumatique.

En dehors de l'érection, la rupture peut avoir lieu par un coup de pied de cheval (Voillemier), froissement du pénis par une roue de voiture, celui-ci étant placé contre le pubis, etc.

Dans les contusions de la région pénienne on peut observer, comme nous l'avons dit plus haut, la rupture de l'urèthre seul, ou des corps caverneux seuls..

Dans ce dernier cas, on peut observer consécutivement des abcès et de l'infiltration d'urine.

Les ruptures interstitielles s'observent ici plus souvent que dans les autres régions. La rareté de l'infiltration d'urine et des abcès, ainsi que l'absence d'ecchymoses péniennes, nous permettent de supposer que souvent la lame fibreuse est intacte (Terrillon).

Région périnéo-bulbaire. — Dans cette région les traumatismes de l'urèthre sont presque toujours produits par des contusions. Ces lésions, les plus fréquentes qu'on y observe, sont produites par les chutes à califourchon, les coups de pied, les coups de bâton, etc.

Habituellement, malgré l'intensité de la contusion, la peau, le tissu cellulaire sous-cutané, et souvent l'aponévrose superficielle, restent presque intactes.

La région périnéo-bulbaire du canal est toujours atteinte dans les traumatismes du périnée.

Nous savons que cette partie de l'urèthre se trouve située dans la loge périnéale inférieure; dès lors, il est facile de comprendre que c'est dans cette loge qu'auront lieu les accidents immédiats et consécutifs des lésions de cette partie du canal.

D'après Cras, les déchirures qui ont lieu à ce niveau de l'urèthre, se font en travers, incomplètement au début, et n'atteignent pas la paroi supérieure du canal. M. le professeur Guyon, dans un remarquable rapport, lu à la Société de chirurgie, a prouvé que cette manière de voir était trop exclusive et il cite des faits à l'appui de son opinion, prouvant que l'urèthre peut se rompre dans toute son étendue. On peut observer, quoique rarement, des ruptures interstitielles, et dans ces cas, la lésion peut se terminer par résolution, ou bien par suppuration, et alors l'abcès s'ouvrir en dedans ou en dehors du canal.

Lorsque l'urèthre est déchiré, les parties qui l'entourent immédiatement le sont aussi, et de là, la formation d'une infractuosité ou d'une excavation qui communique avec le canal.

Région membraneuse. — Les lésions peuvent être faites dans un but thérapeutique. (Taille.)

Les traumatismes sont rares dans cette région et ils reconnaissent presque toujours pour cause une fracture du bassin, et alors la rupture peut se produire par trois mécanismes différents : 1° par la pression d'un fragment pubien déplacé; 2° par traction, la portion membraneuse de l'urèthre étant plus faible que les autres, et fortement fixée dans sa région, on comprend que, pour peu que le déplacement du fragment soit considérable, une partie de l'urèthre soit entraînée et déchirée ; 3° le canal peut être lésé par des esquilles.

Dans les deux premiers cas, la rupture peut être complète, tandis que dans le dernier cas il n'y a habituellement qu'une simple éraillure.

Lorsque le traumatisme du canal dépend d'une fracture, l'urèthre peut se déplacer ; de là, de nouvelles difficultés, qui peuvent se présenter pour le cathétérisme.

La simple dislocation des branches du pubis peut produire la rupture de l'urèthre. Après la dislocation, les os peuvent revenir à leur place, ce déplacement ne se trahissant alors par aucun phénomène extérieur, il y aura seulement une hémorrhagie par l'urèthre.

Lorsque les lésions portent sur la région membraneuse, ce sera dans la loge moyenne du périnée que les accidents morbides et consécutifs arriveront.

Quelle que soit la région atteinte, l'urèthre peut être lésé dans toute son étendue ou seulement dans une partie.

Habituellement c'est la paroi inférieure qui est seule attaquée.

Lorsque l'urèthre est complètement divisé ses parois se recroquevillent à la manière d'une artère qui a subi la ligature, laissant, comme nous l'avons dit plus haut, un espace irrégulier, plus ou moins infractueux, situé entre les bouts postérieur et antérieur du canal.

L'urèthre peut être blessé par des corps étrangers venant de dedans (calculs) ou venant du dehors (épingles à cheveux, etc., par des sondes ayant produit des fausses routes). Ces fausses routes s'observent presque exclusivement dans la paroi inférieure de l'urèthre, au niveau du cul-de-sac du bulbe et dans la région prostati-

que. On comprend facilement le siège des fausses routes, car on sait que, pour peu que le cul-de-sac du bulbe
soit développé, la plupart des sondes peuvent s'y coiffer,
et si l'on pousse outre mesure, on peut léser le canal.
D'autre part, les déchirures faites par la sonde au niveau
de la portion prostatique tiennent surtout à la déformation du canal produit par l'hypertrophie de la prostate.

Les rétrécissements consécutifs aux lésions que nous
venons de décrire se feront d'autant plus vite et seront
d'autant plus serrés qu'il y aura plus de surface de nouvelle formation.

Il y a une autre condition qui donne lieu à la formation rapide d'un rétrécissement : c'est le recroquevillle-
ment des bouts de l'urèthre déchiré.

Même lorsqu'il n'y a qu'une contusion interstitielle,
comme l'a signalé J. Franc et démontré Reybard, un rétrécissement peut avoir lieu.

Nous ne terminerons pas ce chapitre sans faire remarquer que, même lorsque l'urèthre a été coupé dans un
but opératoire, le rétrécissement peut avoir lieu.

Nous ne saurions mieux faire que d'écrire les pages
savamment écrites par M. le professeur Guyon sur les
phénomènes consécutifs aux traumatismes de l'urèthre.
« Après la douleur du début, trois phénomènes principaux dominent la scène : troubles de la miction, écoulement de sang par le méat, tumeur périnéale. Tous les
trois sont sous la dépendance directe de l'attrition de
l'urèthre et des parties ambiantes, car il ne faudra pas
confondre le gonflement périnéal immédiat, véritable
bosse sanguine, avec le gonflement propre à l'infiltration
urineuse. Celle-ci peut se produire, souvent même elle

se produit, mais c'est un accident secondaire, et non pas un phénomène des premières heures.

Pour catégoriser d'une manière méthodique les cas divers offerts par la pratique, nous admettons des cas légers, des cas d'une moyenne gravité et des cas graves. Mais nous devons faire remarquer que la transformation des cas légers et de moyenne gravité en cas graves est toujours possible.

« Dans les cas légers, la miction est possible et non douloureuse; il se peut cependant qu'il y ait difficulté ou impossibilité momentanée d'uriner et que les premières mictions soient douloureuses. Mais, ces phénomènes ne persistent pas, où bien ils tendent à diminuer graduellement et rapidement. Il y a souvent écoulement de sang par le méat, mais cet écoulement est peu abondant. Il peut cependant durer plusieurs jours. La tumeur périnéale peut exister, si l'on sonde ces maladies on fait aisément passer l'instrument explorateur. »

Dans les cas de moyenne gravité, la miction est difficile et douloureuse, le malade urine avec effort, avec un sentiment de brûlure qui accompagne le passage de l'urine et la vessie se vide incomplètement. Il y a écoulement de sang par le méat immédiatement après l'accident; l'écoulement a été assez abondant, il persiste en dehors des mictions, il devient plus considérable sous leur influence. La tumeur périnéale peut être de petit volume et n'être pas appréciable immédiatement. Le cathétérisme est possible, mais il fait saigner abondamment et l'instrument risque fort de s'égarer s'il abandonne la partie supérieure.

« Des exemples nombreux attestent que la transformation des cas de moyenne intensité en cas graves est facile et fréquente par le cathétérisme.

Dans les cas graves, la rétention d'urine est complète, l'écoulement de sang par le méat, souvent abondant, la tumeur périnéale volumineuse, le cathétérisme impossible où trop difficile. Chacun des symptômes qui constituent notre triade pathologique est donc bien accentué; mais celui qui domine la scène morbide, c'est la rétention d'urine qui résiste à la temporisation, aux efforts du malade et aux tentatives du chirurgien. »

C'est dans ses derniers cas qu'on peut voir apparaître des symptômes généraux graves, la stagnation de l'urine mêlée au pus des infractuosités de la région en est la cause.

Les premiers symptômes de rétrécissement par cause traumatique surviennent quelques jours, quelques semaines ou peu de mois après l'accident. On cite des cas de constatation manifeste, dès le onzième jour (Carbonel, thèse de Paris, 1866); il est plus rare de le voir arriver après plusieurs années (un seul cas, vingt ans après l'accident).

Les phénomènes du rétrécissement arrivent le plus souvent au moment même où la lésion se produit.

D'autres fois ces phénomènes disparaissent pour apparaître de nouveau et cela tient au développement congestif et inflammatoire du début. Lors de leurs apparitions ils persistent et s'aggravent de plus en plus.

D'autres fois, à la suite du traumatisme, il n'y a pour ainsi dire aucun signe de rétrécissement et ce n'est qu'au bout d'un temps en général assez long, que la striction du canal apparaît ; cela arrive surtout dans les cas de ruptures interstitielles.

D'une manière générale, la marche et les symptômes fonctionnels des rétrécissements traumatiques, sont les mêmes que ceux des rétrécissements blennorrhagiques et ne diffèrent de ces derniers que par la rapidité de leur apparition et de leur évolution ; ainsi on connaît des cas de rétrécissement devenus infranchissables au bout d'un mois et demi ou deux mois.

Parmi les symptômes fonctionnels il y en a quelques-uns qui appartiennent plus particulièrement aux rétré-cissements traumatiques, ce sont : les douleurs pro-duites par la gêne de l'érection, la difficulté du coït, et d'après M. Cros, il y a des malades chez lesquels les dernières gouttes d'urine sont mal expulsées et cela avec un canal très suffisant ; d'après M. Terrillon, ces derniers cas s'expliqueraient par des lésions du bulbe.

Par l'exploration on constate que ces rétrécissements sont uniques, plus durs et plus irréguliers dans leur trajet, que les rétrécissements blennorrhagiques; on peut constater aussi, en même temps, la déviation de l'urè-thre produite par des fractures du bassin. Par la palpa-tion ou même par le pincement on peut trouver au ni-veau du point rétréci, une virole dure, plus ou moins cylindrique, adhérente à l'urèthre et glissant sous la peau. Par l'interrogatoire du malade, par la connais-sance de la cause qui a produit le rétrécissement, on peut d'avance savoir son siège.

RÉTRÉCISSEMENT CICATRICIEL.

Chancre simple. — Le chancre simple de l'urèthre siège presque toujours dans le méat urinaire et quelquefois dans la fosse naviculaire ; exceptionnellement dans les autres portions de l'urèthre. Les chancres profonds peuvent se compliquer souvent d'abcès chancreux péri-uréthraux. Les chancres du méat sont situés ou sur les lèvres ou sur les commissures ou sur les extrémités des lèvres de la fente urèthrale.

Les chancres qui occupent tout le pourtour du méat donnent lieu à des rétrécissements qui peuvent oblitérer presque complètement la fente uréthrale.

Les chancres profonds annoncent leur présence par un écoulement purulent moins abondant que dans la blennorrhagie et souvent mêlé de sang.

Le point où il est situé est le siège d'une douleur continue qui augmente considérablement pendant la miction, à la palpation du canal on sent une dureté inflammatoire.

Si le chancre se trouve situé dans le méat et qu'il siège sur une des lèvres, on voit celle-ci devenir œdémateuse et dépasser le niveau de l'autre et si on écarte les lèvres on se trouve en présence de la lésion.

Chancre syphilitique. — Les chancres de cette espèce siègent presque toujours dans le méat, mais le professeur Fournier les a notés dans les différentes régions de l'urèthre. Dans ce cas le chancre est souvent méconnu en raison même de son siège.

Lorsqu'il occupe le méat, il se présente en général sous la forme d'une érosion superficielle, rouge, saignante, qu'on distingue à peine de la muqueuse. L'induration est bien marquée, mais d'autres fois ces chancres sont parcheminés (transformation).

La douleur du chancre est très peu intense en dehors de la miction, mais celle-ci peut l'augmenter beaucoup.

Ces chancres suppurent peu, mais en pressant un peu le canal on peut faire sourdre un peu de sérosité purulente. L'adénite du chancre urèthral siège à la partie moyenne du pli de l'aine et en général en dedans des vaisseaux fémoraux.

L'urèthre peut en outre être affecté par des ulcérations dues à la syphilis tertiaire, et cela de deux façons différentes : ou bien consécutivement à une lésion spécifique de la verge, ou bien primitivement et isolément. Dans ce dernier cas il peut arriver que le malade soit atteint d'un écoulement d'aspect blennorrhagique s'accompagnant de vives douleurs en urinant. Tel est le cas suivant dû à M. le professeur Fournier . (Leçons sur la syphilis tertiaire, faites à l'hôpital Lourcine.)

« Un jeune homme, syphilitique depuis plusieurs années, était affecté d'une syphilide ulcéreuse de forme phagédénique, occupant la rainure et la couronne du gland. Tout à coup, pendant que je le traitais, il éprouva de forts picotements douloureux dans la miction et fut pris d'un écoulement uréthral jaune, purulent, d'aspect blennorrhagique. Cet écoulement, à coup sûr, ne pouvait venir d'un rapport, d'une contagion surajoutée ; le malade avait la verge dans un état si monstrueux, que tout rapport lui eût été mécaniquement impossible. J'examinais attentivement l'urèthre et ne découvris rien. Les jours suivants l'écoulement ne fit que s'accroître, s'accompagnant de vives douleurs en urinant (comme dans une chaudepisse). L'exploration de l'urèthre ne fournissait toujours rien qui put expliquer de tels symptômes. Ce fut seulement douze jours après le début de ces accidents inexplicables, qu'en entr'ouvrant l'urèthre je commençais à apercevoir une ulcération exclusivement intra-uréthrale.

« Cette lésion devint plus apparente les jours suivants, en progressant sur le méat. Bientôt de l'intérieur de l'urèthre elle gagna le méat, l'envahit, le déborda et vint former à la surface du gland une large plaie, extensive de tendance, creuse, jaunâtre, bourbillonneuse, véritable type de syphilide tertiaire. Nul doute donc ici. De toute évidence l'écoulement uréthral que nous avions vu naître dérivait de ces ulcérations intra-uréthrales qui, primitivement larvées, arriveront plus tard à devenir extérieures, en se déversant du canal sur le gland. Mais ce n'est pas tout encore, soumis à un traitement énergique, ce jeune homme guérit et guérit de toutes ses lésions. Il était absolument bien, complètement rétabli depuis plusieurs semaines, lorsque de rechef et sans avoir le moindre rapport, il vit se reproduire un écoulement uréthral, écoulement qui d'abord léger, augmenta bientôt, s'accompagnant de douleurs dans la miction, de nouveau simulant une blennorrhagie véritable. Etait-ce là une véritable blennorrhagie ? Non, pas plus que la première fois.

« D'une part en effet l'urèthre ne tarda pas à s'infiltrer, à s'indurer, à figurer sous la verge une sorte de tuyau de plume, ou baguette de fusil. Simultanément d'autre part il se produisit sur le gland une nouvelle poussée de syphilides ulcéreuses qui prirent bientôt la forme phagédénique, puis le canal se perfora, s'ulcéra largement et bref, tout le sommet et la face inférieure de la verge devinrent la proie d'un effroyable phagédénisme que pendant plusieurs semaines nul traitement ne put enrayer. »

Ainsi comme on le voit dans cette observation, les lésions ulcéreuses de la syphilis tertiaire peuvent donner lieu à un écoulement qui ressemble beaucoup à la blennorrhagie et susceptible d'en imposer pour cette dernière, à tout médecin qui n'aurait pas assisté à l'évolution des accidents ; à tel point qu'un rétrécissement consécutif sera, si l'on ne se livre à un interrogatoire minutieux, pris presque fatalement pour un rétrécissement blennorrhagique.

Dans les lésions syphilitiques du canal on peut observer des phénomènes de rétrécissement qui sont dus à l'induration des parties atteintes et dès que cette induration disparaît, ces phénomènes disparaissent eux-mêmes. Mais, en général, le processus de cicatrisation commence donnant lieu à la diminution de calibre du canal, et à des symptômes de stricture qui persistent en s'aggravant.

La durée du chancre syphilitique étant de quatre à six semaines, et celle du chancre simple pouvant être un peu longue, ce ne sera qu'au bout de ce temps, qu'on observera la formation du tissu inodulaire et le commencement du rétrécissement.

L'un des caractères principaux du chancre syphilitique est de n'être qu'une *érosion* de ne point engendrer par conséquent de tissu de cicatrice, puisqu'il n'y a pas de perte de substance ; mais le chancre syphilitique du méat, sans cesse baigné et irrité par l'urine, subit la transformation *ulcéreuse*, d'où formation de tissu inodulaire et atrésie du méat.

Les rétrécissements cicatriciels ont beaucoup de ressemblance dans leur marche, avec les strictures d'origine traumatique.

Des spasmes de l'urèthre accompagnent souvent ces strictures et il faut dans ces cas examiner avec un grand soin, car le diagnostic présente d'assez grandes difficultés. Le spasme disparaît dès que l'on améliore le rétrécissement.

Chose curieuse, dans ces rétrécissements les troubles inflammatoires, qui compliquent les rétrécissements, siègent plutôt dans la portion profonde de l'urèthre antérieur que derrière le point rétréci lui-même.

La guérison comme dans tous les rétrécissements où il y a formation de tissu inodulaire est bien difficile à obtenir. Il va sans dire que ces rétrécissements seront d'autant plus graves, que la cicatrisation est plus étendue, surtout en circonférence.

Herpétisme et tuberculose de l'urèthre. — L'herpétisme et la tuberculeuse peuvent donner lieu, l'un à des *érosions* et l'autre à des ulcérations de l'urèthre, mais malgré que nous trouvions cités dans quelques auteurs comme existants les rétrécissements d'origine herpétique et tuberculeuse, il nous a été impossible de trouver une seule observation probante.

Pour l'herpétisme, cela tiendrait-il à ce qu'on n'a su

l'observer, ou bien à ce que les exulcérations des muqueuses ne sont pas suivies de rétrécissement? Nous adoptons cette dernière manière de voir, car on sait que les érosions de muqueuses ne produisent pas de brides cicatricielles.

Pour la tuberculose nous dirons : que dans les cas de tuberculisation génitale que nous avons rencontrés, l'urèthre était quelquefois le siège de granulations tuberculeuses et que ces granulations existaient surtout au niveau de la portion prostatique. Mais, loin de produire de rétrécissement, la tuberculose donne lieu à de véritables cavernes.

RÉTRÉCISSEMENT PAR GANGRÈNE

Le rétrécissement de l'urèthre peut être consécutif à la gangrène du périnée. Rodriguez cite le cas suivant : Un homme, âgé de 45 ans, implore le secours de la chirurgie pour une hydrocèle volumineuse du côté droit; on a recours contre cette affection aux injections vineuses. Malheureusement la canule ayant abandonné la tunique séreuse au moment où l'on passait le liquide, celui-ci se répandit dans le tissu cellulaire des bourses. Une infiltration gangréneuse se déclara et les eschares en se détachant des bourses et du périnée mirent les testicules à nu. Peu à peu tous ces désordres se sont réparés, mais un rétrécissement consécutif se forma à 15 centimètres.

CHAPITRE II

Nous avons étudié dans le chapitre précédent les vrais rétrécissements de l'urèthre et surtout la manière de les reconnaître au moyen d'une exploration méthodique.

Dans cette seconde partie de notre travail nous étudierons les causes d'erreur que peut présenter le diagnostic des rétrécissements de l'urèthre et le différencier des maladies qui, présentant des symptômes fonctionnels et même physiques semblables à ceux des rétrécissements, peuvent être pris pour ces derniers.

Plus d'une fois nous avons vu des individus ayant quelques modifications dans le jet d'urine, de la fréquence ou du retard dans la miction, venir consulter, se croyant atteints d'un rétrécissement de l'urèthre. Les malades en effet prennent tout de suite comme effet d'un rétrécissement, les moindres phénomènes anormaux survenus du côté de la miction.

Dans ces cas le médecin ne peut éviter de commettre une erreur importante et souvent préjudiciable, qu'en faisant un examen complet de toutes les circonstances qui ont précédé et qui accompagnent la maladie, mais pour que cet examen soit effectif il faut qu'il soit fait suivant une bonne méthode, nous tenons la technique pour essentielle.

« Les questions que vous adresserez au malade, dit

M. le professeur Guyon, sont au nombre de trois : avez-vous eu la chaudepisse? Combien de fois et à quelle époque? Avez-vous reçu un coup ou fait une chute qui ait pu porter sur le périnée ou les parties génitales, et ce coup ou cette chute ont-ils été suivis d'écoulement de sang par l'urèthre? Avez-vous à la suite d'un coït rendu du sang par le canal? Ces trois questions suffisent; vous n'avez en effet pas besoin de demander au malade s'il a eu des chancres, il suffit d'y regarder. S'il a eu des chancres du méat vous verrez aisément leur cicatrice. S'il avait eu ce chancre exceptionnel que l'on désigne sous le nom de chancre du canal, il ne saurait vous renseigner et c'est l'exploration qui vous ferait découvrir la cicatrice intra-uréthrale ».

« Quand un malade ne vous accuse aucune de ces trois causes génératrices, soyez parfaitement certain, qu'il n'a pas de rétrécissement, ou s'il en a, admettez sans hésitation qu'il vous a trompé. » Après l'interrogatoire on doit analyser chacun des symptômes qui existent.

L'exploration de l'urèthre ne doit se faire qu'autant qu'on est convaincu de sa nécessité et on ne doit la commencer que lorsque l'analyse des symptômes déjà connus nous a donné une idée approximative de la lésion à laquelle on a affaire. Elle ne doit pas être une manœuvre de découverte, mais un complément pour le diagnostic, une sorte de contrôle de ce qu'on a appris par l'interrogatoire. On évitera ainsi de faire le cathétérisme dans les maladies où il est contre-indiqué.

Il faut qu'après l'étude des différents symptômes nous puissions arriver à nous tracer un tableau qui puisse nous fournir les éléments nécessaires pour arriver à la connaissance de la nature et de la variété de la maladie en présence de laquelle nous nous trouvons.

Nous devons être prévenus que même un urèthre sain peut nous induire en erreur, et cela à cause des dispositions anatomiques dont la constatation pourrait en imposer à un praticien inexpérimenté.

Le premier obstacle qui peut se présenter au cathétérisme lorsque celui-ci est fait avec des instruments *fins*, est la valvule de Guérin, qui siège à 25 millimètres du méat et sur la paroi supérieure de l'urèthre. C'est pour cela qu'il convient de suivre la paroi inférieure lorsqu'on pénètre dans l'urèthre, mais cet obstacle franchi on ne doit plus quitter la paroi supérieure qui est la plus régulière et la plus sûre à suivre pour arriver à la vessie.

Un second obstacle peut siéger au niveau du bulbe ; un repli de la muqueuse du cul-de-sac du bulbe peut coiffer l'instrument, l'empêcher de progresser et faire croire à l'existence d'un rétrécisssement.

Cet obstacle que l'on rencontre surtout chez les vieillards atteints d'hypertrophie prostatique et que chez eux on évite au moyen d'instruments courbes, de sondes à béquilles, peut aussi être évité par les procédés suivants : il suffira tantôt de presser le périnée au niveau du cul-de-sac du bulbe, tantôt (ce qui est un excellent moyen) il suffira de coucher la verge sur la paroi abdominale en exerçant une légère traction, on distendra de la sorte la paroi inférieure de l'urèthre, on effacera par cela même le cul-de-sac du bulbe qui n'est qu'une création artificielle, et l'explorateur passera sans difficulté.

L'obstacle peut provenir aussi de ce que la sonde étant trop recourbée et son bec trop relevé, elle est arc-boutée, ainsi que l'a prouvé Blandin, contre la portion de l'aponévrose moyenne placée au-dessus du collet du bulbe.

Un troisième obstacle se trouve dans la portion membraneuse de l'urèthre; il est dû à la contraction des muscles de cette portion, contraction que le cathétérisme exagère surtout chez les névropathes, et alors constitue le spasme de l'urèthre duquel nous ferons une description détaillée dans un prochain paragraphe.

Nous ne parlerons pas des obstacles que l'on peut rencontrer dans la portion prostatique de l'urèthre, car nous savons qu'ici les rétrécissements n'existent pas. Nous dirons cependant que quelquefois un opérateur peu exercé au cathétérisme peut trouver un obstacle dans la portion prostatique et le croire moins profond qu'il ne l'est en réalité, et dans ces cas le toucher rectal doit nous éclaircir sur le siège de l'obstacle.

DIAGNOSTIC DU SPASME DE L'URÈTHRE

Nous considérons le spasme de l'urèthre comme un syndrome qui peut se surajouter à plusieurs maladies, nous étudierons ses symptômes fonctionnels et ses symptômes physiques après avoir énuméré les principales causes qui peuvent lui donner naissance.

Le spasme uréthral ne siège que dans la portion membraneuse de l'urèthre.

Le spasme uréthral peut se produire dans les affections du prépuce, de l'urèthre, de la prostate, de la vessie et dans quelques maladies des reins. Dans l'érection répétée et le coït incomplet chez les individus qui ont déjà une irritation plus ou moins grande du canal, dans quelques affections de l'anus et du rectum, dans plusieurs maladies de la moelle épinière (ataxie, sclérose en plaques), dans certaines névroses (épilepsie, hystérie), dans les traumatismes en général, sous l'influence du froid et de l'alcoolisme chez les goutteux.

Troubles de la miction dans le spasme. — La miction devient fréquente. Le spasme n'a pas d'influence sur la plus ou moins grande fréquence diurne ou nocturne. Les fatigues, les excès de table et le coït aggravent en général la maladie que produit le spasme et augmentent la fréquence et la miction.

La fréquence de la miction suffit à elle seule pour provoquer le spasme, ou l'empirer lorsqu'il existait déjà.

La miction peut devenir lente, retardée, les malades sont quelquefois obligés de faire des efforts parfois considérables pour uriner, surtout au commencement de la miction. Le jet peut être modifié dans sa forme, dans son volume et dans sa force de projection. Le jet en effet peut devenir filiforme et si peu lancé que les malades mouillent leurs vêtements et leurs chaussures. Le jet est quelquefois entrecoupé, ressemblant à celui de certains calculeux.

Les causes des modifications du jet d'urine sont complexes. Il se modifie suivant que la vessie se contracte plus ou moins énergiquement; c'est dire que si la vessie se contracte d'une façon inégale pendant la miction, le jet variera lui-même pendant cette même miction; il se modifie en outre avec le plus ou moins de souplesse du col, et le plus ou moins de calibre du canal.

Nous voyons par ces quelques lignes qui précèdent que la déformation du jet de l'urine n'a pas grande valeur diagnostique dans le rétrécissement; un jet très fin peut parfois coïncider avec un canal ample, tant il est vrai qu'on pisse surtout avec la vessie.

La miction peut être douloureuse, la douleur qu'on constate peut être due non seulement à la cause qui produit le spasme mais aussi à ce dernier lui-même.

La douleur peut survenir pendant la miction, elle est surtout intense au commencement et à la fin de celle ci. Elle siège au périnée et souvent au méat, on peut la réveiller par la pression directe de la portion membraneuse.

Le spasme peut être quelquefois tellement serré que la miction ne se fait que goutte à goutte, ou elle est complètement suspendue, et alors on a la rétention d'urine. Mais lorsque la rétention d'urine arrive nous pourrons être presque certains qu'il y a en outre du spasme, de la congestion ou de l'inflammation uréthrale.

L'irrégularité et l'inconstance des troubles de la miction comptent parmi les meilleurs caractères du spasme.

Pour constater et diagnostiquer le spasme on doit se servir d'un explorateur n° 21 ou n° 22. On l'introduit jusqu'à l'entrée de la portion membraneuse; là on est en général arrêté; alors on prend des explorateurs de plus en plus fins. Il peut arriver et il arrive souvent que l'on ne puisse pas pénétrer. On essaie de triompher avec des bougies fines et si on ne réussit pas, il nous reste un dernier espoir, un instrument métallique, et par-dessus ous le Beniqué. Avec celui-ci on pénétrera presque toujours, et dès qu'il a passé la résistance il peut continuer sa route comme dans le canal le plus large.

Il peut arriver que même avec une sonde métallique on ne pénètre pas; en pareil cas il faut savoir attendre, et on se trouvera souvent bien de détourner l'attention du malade.

D'après M. le professeur Guyon, si les instruments souples échouent, s'ils peuvent vous induire en erreur, c'est moins encore parce que le spasme peut résister à leur insuffisante pression, que parce qu'ils suivent la paroi inférieure et ne peuvent bien sûrement appuyer sur l'orifice membraneux; celui-ci résiste, celle-là se laisse déprimer et pour peu que vous pressiez, l'extrémité de votre instrument se coiffe de la paroi inférieure. C'est désormais cette paroi déprimée et non l'orifice membraneux qui s'oppose à la progression de l'instrument. En augmentant la pression, vous n'obtiendriez « d'autre résultat qu'une fausse route ».

Dès qu'on va sonder un malade il arrive parfois qu'il fasse des mouvements et qu'il se contracte. C'est dans ces derniers cas que le chloroforme réussit en facilitant le manuel opératoire et pas autrement, car on sait que les sphincters sont réfractaires à l'action des anesthésiques. En supposant que le malade se prête facilement à l'exploration, il peut arriver que l'opérateur croyant à un échec, se trouvant même découragé, fasse pénétrer la sonde par la plus petite impulsion, alors qu'il lui semblait ne pouvoir pénétrer dans la vessie.

Un autre phénomène bien caractéristique du cathétérisme est celui-ci : un chirurgien appelé pour un prostatique ou un rétréci, qui a de la rétention d'urine, le

sonde. Le lendemain la vessie est remplie de nouveau.
On recommence le cathétérisme, mais au grand étonnement du médecin, l'instrument, arrivé à la portion membraneuse de l'urèthre, est arrêté, alors que la veille il a
passé très facilement; c'est encore au spasme qu'on doit
cet accident, et c'est alors qu'on doit employer des précautions et savoir attendre que le spasme disparaisse.

Dans les cas de spasme, lorsqu'un instrument arrive
à la portion membraneuse, le malade ressent de la douleur. Cette douleur, quoique très supportable pendant
l'examen avec des instrument métalliques, peut cependant être évitée en faisant le cathétérisme à la suite de
Maisonneuve. Pour cela on introduit dans l'urèthre une
bougie fine armée qu'on visse dans une bougie d'étain
de Beniqué qui pénètre facilement dans la vessie.

Nous donnons textuellement les conseils du professeur
Guyon, pour éviter une erreur de diagnostic *entre un
rétrécissement et le spasme de l'urèthre.*

L'interrogation, dit M. le professeur Guyon (page 778),
ne nous servira, il est vrai, qu'à établir des conclusions,
mais vous savez qu'en maintes circonstances le clinicien
ne doit pas faire fi de ce mode d'ivestigation. Il faut
tout d'abord que vos questions permettent d'établir
quel doit être l'état de l'urèthre antérieur. Ces questions
sont celles que vous avez adressées aux rétrécis. A l'homme
qui vient se plaindre d'avoir des difficultés de la miction,
souvent même de n'avoir pu être sondé ou de l'avoir
été tantôt facilement, et tantôt difficilement, vous devez
nécessairement demander s'il a été soumis aux conditions
qui peuvent créer dans le canal des obstacles matériels
et permanents. L'absence bien constatée de ces con-

ditions peut déjà vous permettre de supposer que vous avec affaire à un spasme.

« Plus bas (page 702) le professeur Guyon nous expose la manière d'éviter l'erreur par le cathétérisme. Dans ces cas c'est à l'examen direct que j'ai encore l'habitude de recourir. Je me garderais bien de vous dire que l'uré-throtomie est un moyen de diagnostic, puisque je désire que le diagnostic soit complètement fait avant le trai-tement; cependant c'est un moyen de démonstration et de contrôle. Je vous rends bien souvent témoins de la résistance, de la dureté considérable du point le plus profond et le plus rétréci. Et cette résistance et cette dureté sont aussi grandes au retour de l'instrument qu'à son aller. Cela ressemble peu à cette soumission du canal en état de spasme, lorsqu'un instrument, après l'avoir franchi, le parcourt en sens inverse. Je vous parlais tout à l'heure de ce phénomène que vous observerez con-stamment, il mérite bien qu'on en tienne compte au point de vue du diagnostic. D'ailleurs ce rétrécissement pro-fond, qui résiste si particulièrement, donne, quand on le coupe, les mêmes sensations que ceux qui lui sont anté-rieurs; ce qui fait la différence, c'est que la sensation fournie par la section est exagérée pour le dernier.

« Mais déjà l'exploration avait permis d'établir norma-lement le diagnostic, La boule exploratrice et même la boule exploratrice la plus petite, vous avait donné cette sensation d'anneau presque tranchant ce ressaut sec, que fournissent si nettement les rétrécissements, à l'aller et au retour de la boule, sensation bien différente du spasme qui peut plus ou moins serrer, plus ou moins retenir la boule de votre instrument, simuler un anneau épais, mais

qui ne fournit, à aucun degré, cette sensation précise
que seul peut donner un anneau fibreux.

« Le plus souvent d'ailleurs, vous serez aidé dans votre
diagnostic par la répétition de cette sensation de ressaut
qui se reproduira deux, trois fois et plus dans un très
petit parcours. Les rétrécissements ne sont pas toujours
tant s'en faut, représentés par un simple anneau, mais
par une *filière* plus ou moins longue, dont la surface interne râpeuse donne à l'exploration la sensation tellement significative des ressauts multiples.

« Il est donc possible et facile de faire le diagnostic différentiel du spasme et du rétrécissement. Mais vous n'éta-
blirez de distension légitime que lorsque vous aurez méthodiquement procédé à l'examen direct et tenu fidèle-
ment compte des sensations perçues au moment de fran-
chir l'obstacle, pendant que vous le parcourez, et alors
que revenant sur vos pas, vous ramenez l'instrument à
travers les points qu'il vient de traverser. Ce n'est donc
qu'après un examen direct, après une exploration méthodique, que vous pourrez en toute certitude, poser ou
rejeter le diagnostic spasme. »

Nous donnons à la suite un cas de spasme pris par
un rétrécissement et chez lequel le médecin avait con-
seillé l'uréthromie interne.

Nous remercions notre distingué collègue et ami
M. Geffrier, de nous avoir donné l'observation suivante :

Le nommé Angot, âgé de 30 ans, épicier, entre le
4 novembre 1881 à la salle Saint-Vincent, n° 19, service
de M. le professeur Guyon.

Antécédents. — Eczéma pendant qu'il était au service, durée de six semaines. Quelquefois des douleurs articulaires peu vives.

Histoire de la maladie. Première blennorrhagie en décembre 1880.

Sitôt qu'il s'aperçut de l'écoulement, il fit des injections avec un liquide donné par un pharmacien; il se servait d'une petite seringue en verre, dont il poussait le piston avec force.

La douleur devint plus vive presque immédiatement et le troisième jour, les mictions devinrent plus fréquentes (3 à 4 par heure) très douloureuses et sanglantes. Tout d'abord l'hématurie ne survenait qu'à la fin de la miction et consistait en quelques gouttes de sang; puis progressivement la quantité de sang augmenta, à tel point qu'au bout de trois semaines l'hématurie occupait toute la durée de la miction.

Un médecin, que le malade vit à cette époque, lui fit prendre de la tisane de graine de lin et lui fit mettre des suppositoires opiacés. Un autre médecin fit faire des frictions à la racine des bourses avec de l'onguent mercuriel belladoné.

Un troisième, lui fit prendre des pilules avec du camphre et de l'opium, des tisanes diurétiques; une potion créosoté, puis des injections uréthrales de pavôts puis de sulfate de zinc, car l'écoulement avait reparu à plusieurs reprises.

Malgré ces traitements, l'affection persista; le sang diminuait par moment, mais au bout d'une quinzaine de jours, il reparaissait en quantité plus considérable pour diminuer encore et cela à huit reprises différentes. L'écoulement uréthral disparaissait quand le sang coulait en quantité et revenait dès que le sang avait diminué.

Il se décide à venir à Paris pour consulter.

On explore son uréthre et les sondes employées, n'ayant pas pu pénétrer jusqu'à dans la vessie, on conclut à un rétrécissement et l'ordonnance qui lui fut délivrée se terminait par ces mots; aller à l'hôpital Necker pour se faire faire l'uréthrotomie interne.

Le malade vient dans le service où l'on constate tous les symptômes d'une cystite blennorrhagique assez intense.

Un explorateur à boule (n° 16, filière Charrière) est introduit dans l'uréthre, et s'arrête avant d'arriver à la vessie. A travers le périnée on sent la boule qui paraît avoir dépassé le bulbe; d'autre part, la résistance apporté au passage des instruments, ne donne pas cette sensation de fermeté, d'obstacle absolu qu'on trouvé dans les rétrécissements, en effet après quelques instants, une légère pression suffit à faire pénétrer l'explorateur plus en avant et il entre dans la vessie; le passage de la portion membraneuse éveille une certaine douleur.

Un explorateur n° 20 passe avec la même facilité.

Il n'y avait donc pas de rétrécissement, mais un spasme de la portion membraneuse de l'uréthre, spasme occasionné par le passage de la sonde, la lésion du col vésical jouait le rôle de cause évidemment prédisposante.

Le 5 novembre. Instillation de quelques gouttes de la solution de nitrate d'argent au 1/50 au niveau du col avec un explorateur perforé n° 16.

L'urine est toujours sanguinolente. Les dernières

gouttes de chaque miction sont composées de sang presque pur. Toujours autant de douleurs après ces mictions qui restent fréquentes.

Le 7. Deuxième instillation, 20 gouttes.

Les urines sont claires et ne contiennent plus de sang qu'à la fin de la miction.

On continue les instillations tous les deux jours en ayant soin de faire uriner le malade avant de faire l'instillation. La dose est portée progressivement jusqu'à 30 gouttes.

Le 15. Il n'y a plus de sang dans les urines; il persiste un peu de fréquence des mictions qui se font environ toutes les deux heures.

En faisant uriner le malade dans deux verres différents, on vit que celui dans lequel se trouvait l'urine de la fin de la miction, contenait encore un dépôt blanchâtre.

Le 25. A une ou deux reprises, il y a eu encore un peu de sang avec les dernières gouttes d'urine.

Le malade ne souffre plus, mais il urine encore un peu plus souvent qu'avant sa maladie. Encore un peu de mucus au fond du deuxième verre.

1er décembre. Le malade sort complètement guéri.

Nous avons vu dans l'observation qui précède, que le spasme a été surtout la cause de l'erreur du diagnostic. Le praticien sera plus vite convaincu de son erreur, si en même temps qu'il est atteint de spasme, le malade est porteur d'une fistule au périnée; on sait que le spasme et la fistule peuvent se rencontrer dans les cas de tuberculisation des voies génito-urinaires.

En citant au début de ce chapitre de diagnostic différentiel, les paroles de M. le professeur Guyon, en vertu desquelles le chirurgien doit s'enquérir du passé uréthral ou vésical du malade, nous avons fait comprendre par cela même, comment le diagnostic du rétrécissement pourra être éliminé, dès qu'on sera convaincu qu'il n'a point existé de cause de rétrécissement, de même l'exploration de l'urèthre, en dehors de tout interrogatoire préventif, peut-elle seule conduire au diagnostic. Si explorant un urèthre on est arrêté pour la première fois dans la partie profonde de l'urèthre antérieur, il y a bien de chances pour qu'on n'ait pas affaire à un rétrécissement blennorrhagique.

L'un des caractères principaux du rétrécissement blennorrhagique est en effet d'être multiple, et si un point rétréci se trouve dans la portion périnéo-bulbaire, il est exceptionnel qu'il ne se trouve point d'autres dans les parties plus antérieures du canal.

Le diagnostic en pareil cas se poserait surtout entre un rétrécissement traumatique par traumatisme du périnée et le spasme de l'urèthre, mais le malade fournirait facilement les renseignements qui permettraient d'établir d'emblée le diagnostic.

Nous savons déjà comment on peut apprécier le nombre de rétrécissements. Nous avons indiqué dans la première partie la méthode à suivre, mais des causes d'erreur peuvent exister dans l'appréciation de ce nombre. C'est de ces causes d'erreur que nous allons nous occuper. Tantôt le spasme de l'urèthre, tantôt une valvule, tantôt une hypertrophie prostatique, tantôt un calcul engagé, peuvent faire croire à un rétrécissement qui n'existe pas.

Le spasme compliquant le rétrécissement doit être

une cause d'erreur fréquente. Souvent en effet, toujours même d'après M. le professeur Verneuil, le rétrécissement se complique de spasme, opinion que cet éminent chirurgien a l'habitude de formuler dans le terme suivant : dans tout rétrécissement de l'urèthre, il y a au moins deux obstacles, le rétrécissement et le spasme.

A notre avis, le diagnostic du spasme de l'urèthre est en général facile : de deux choses l'une, ou bien le premier point rétréci est large et alors nous n'avons qu'à suivre les conseils que nous avons donnés plus haut à propos du diagnostic différentiel. La question, en effet, se pose de la même façon. Ou bien le rétrécissement est étroit ; s'il est très étroit, qu'on ne puisse passer qu'une bougie très fine et qu'on soit arrêté en arrière du rétrécissement, il peut paraître bien difficile au premier abord de faire le diagnostic spasme, mais on devra se rappeler que le spasme laisse passer d'habitude des bougies très fines, et par conséquent un obstacle résistant et durable, en arrière d'un premier point rétréci, sera plutôt un nouveau rétrécissement qu'un spasme.

Quant aux obstacles valvulaires et de l'hypertrophie prostatique, en raison de leur situation dans la partie la plus profonde de l'urèthre, il sera facile de savoir qu'on n'a pas affaire à un rétrécissement, puisque la bougie sera arrêtée au moment où l'on croyait qu'on allait pénétrer dans la vessie.

Dans les cas de valvules où la bougie s'engage, on tache de la dégager et si on n'y arrive pas et que la bougie soit droite, on la remplacera par une bougie tortillée; si la bougie était déjà tortillée, on la remplacera par une bougie de forme ou de coudure différente. Grâce à cet

artifice, on arrive à longer la paroi supérieure de l'uréthre et par conséquent à éviter l'obstacle.

Si c'était une hypertrophie prostatique, le toucher rectal nous éclairerait sur le diagnostic.

Quoique nous ayons déjà traité dans notre première
partie du siège des rétrécissements, il ne nous semble
pas inutile d'y revenir.

Dans les rétrécissements blennorrhagiques, les points
stricturés sont ordinairement *multiples* et siègent dans
toute l'urèthre antérieur jusqu'à la portion périnéo-bulbaire où ils sont les plus *fréquents* et aussi les plus serrés.
Leur marche est habituellement très lente et progressive,
et leurs complications sont en général tardives.

Dans les rétrécissements traumatiques, le canal ne
présente qu'un seul point *lésé* et occupant presque toujours la paroi inférieure de l'urèthre. Le siège du point
satricturé se trouve dans la portion pénienne dans les cas
de rupture de la corde ou de fausse manœuvre pendant
le coït, à la région périnéo-bulbaire dans les cas de traumatisme du périnée (chute à califourchon). C'est la
portion membraneuse qui en est le siège dans les cas de
fractures du bassin ou de disjonction de la symphyse.

Dans le rétrécissement cicatriciel, la lésion siège dans
le méat urinaire, et exceptionnellement dans un autre
point de l'urèthre.

La dureté du rétrécissement peut aussi nous éclaircir
jusqu'à un certain point dans le diagnostic. Dans le rétrécissement traumatique on a une sensation de dureté
plus grande que dans le rétrécissement blennorrhagique. Lorsqu'on se trouve arrêté par un spasme, on a la

sensation d'un obstacle moelleux où l'instrument semble s'enfoncer quand on le pousse.

La palpation de l'urèthre et l'état des parties voisines peuvent aussi nous donner des renseignements au point de vue du diagnostic. Nous avons déjà parlé dans notre première partie sur la palpation de l'urèthre et nous n'y reviendrons pas.

L'inspection des parties voisines n'est pas à dédaigner, car on peut rencontrer des poches urineuses, des abcès urineux, des fistules urinaires, de l'infiltration d'urine, etc., qui nous indiquent presque toujours l'existence d'un rétrécissement du canal.

Nous allons exposer dans les paragraphes qui suivent les symptômes principaux des affections qui peuvent être prises pour des rétrécissements et les comparer avec ceux de cette dernière maladie.

Nous avons déjà fait pressentir que les rétrécissements pouvaient non seulement être confondus avec des maladies du canal, mais aussi avec des lésions des autres organes urinaires. Nous devons par conséquent, pour exposer méthodiquement toutes les difficultés que peut présenter le diagnostic, parcourir l'une après l'autre toutes les maladies de ces différentes régions. Nous traiterons dans une première section du diagnostic des rétrécissements avec les affections uréthrales qui peuvent les simuler.

Le deuxième paragraphe sera consacré aux maladies de la prostate, le troisième à celles de la vessie, le quatrième à celles des reins et le cinquième aux diagnostics des complications du rétrécissement. Nous espérons ainsi avoir présenté un tableau complet des éléments de cette importante question.

Uréthrites. — Les uréthrites blennorrhagiques, tuberculeuses, herpétiques et goutteuses peuvent, à cause de l'écoulement et de l'existence du spasme de l'urèthre, nous faire prendre l'écoulement pour un symptôme de rétrécissement et le spasme pour une stricture de l'urèthre.

Il n'est pas très rare de voir dans la clientèle de la ville des individus goutteux chez lesquels il existe un écoulement uréthral et du spasme.

Atrésie du méat. — L'atrésie congénitale du méat est assez fréquente. Elle produit souvent, comme l'a démontré M. Otiz de New-York le spasme uréthral et on peut trouver ainsi chez les individus qui en sont atteints des symptômes rationnels et fonctionnels de rétrécissement de l'urèthre et même des complications assez graves.

Dans une observation de Duhomme (Gazette des hôpitaux, 1858) l'atrésie du méat engendra un abcès urineux et une fistule urinaire. Le débridement du méat fit disparaître les phénomènes de rétrécissement.

Calculs de l'urèthre. — Les corps étrangers de l'urèthre sont de différente nature, mais ceux qu'on trouve le plus fréquemment sont formés par des calculs ; les uns venant de la vessie, et ce sont les plus fréquents, les autres ayant été formés sur place.

On peut les constater dans toutes les portions de l'urèthre, mais ils ont une certaine prédilection pour la portion membraneuse et pour la portion pénienne, derrière le méat.

Ils peuvent se rencontrer dans un urèthre sain ou chez un rétréci.

Lorsqu'un calcul est expulsé de la vessie vers l'urèthre, le malade ressent une douleur parfois très vive et dont l'intensité augmente par la miction. Ils présentent en outre des phénomènes plus ou moins accentués de dysurie, quelquefois des hématuries ; il peut même survenir de la rétention d'urine surtout s'il est situé derrière un rétrécissement.

Dans quelques cas les calculs ne donnent lieu qu'à des douleurs légères se produisant seulement au moment de la miction ; les phénomènes de dysurie peuvent être peu accentués, et il arrive quelquefois que les malades prenant diverses positions évitent toute incommodité. Dans ce cas les patients consultent rarement un médecin et les calculs séjournent longtemps dans l'urèthre, arrivent à se creuser une loge d'où ils sortent rarement ; mais à la longue il se produit, ou bien à cause de l'augmentation de volume du calcul, ou bien à cause de l'inflammation ou de l'ulcération de l'urèthre des phénomènes qui obligent les malades à demander une consultation. Lorsqu'on est en présence d'un malade atteint d'un calcul de l'urèthre, on peut en acquérir la certitude ou bien par la palpation du canal ou bien par le cathétérisme. Par le premier procédé on pourra sentir un corps plus ou moins grand, plus ou moins dur, lisse ou inégal et quelquefois on n'a aucune sensation, quoiqu'on ait mis dans sa recherche tout le soin possible. Mais dans tous les cas, même quand on ne sent pas la pierre, la palpation au

niveau du corps étranger produit de la douleur plus ou
ou moins vive.

Le cathétérisme peut se faire avec la bougie en cire
ou avec l'explorateur en boule ; avec ce dernier instrument on peut reconnaître le siège, le volume et en partie la forme du calcul. Lorsque l'explorateur frotte le
corps étranger, on sent quelquefois un bruit de cuir
neuf ; s'il se trouve arrêté on aura la sensation d'un corps
dur. Souvent on peut déplacer le calcul. Lorsque les calculs sont logés et cachés dans une cavité, souvent on ne
les sent qu'au retour de l'explorateur.

La bougie en cire nous donnera mieux la forme de la
surface du calcul et nous facilitera ainsi la manière de
l'extraction. Lorsque le calcul est situé derrière un rétrécissement, on aura recours à la bougie à boule, laquelle,
en passant derrière la stricture, nous donnera mieux que
nul autre instrument les notions d'un corps étranger.

Quand les calculs ne donnent pas des symptômes très
marqués de leur existence, et qu'on vient à sonder le
malade pour une cause quelconque, on pourrait croire à
l'existence d'un rétrécissement, soit à cause de la diminution du calibre du canal, soit à cause du spasme.

On pourra croire par contre à l'existence d'un calcul,
alors qu'il y a un rétrécissement incrusté de sels cal-
caires. On pourrait confondre aussi ces cas avec ceux
dans lesquels il y a un calcul derrière un rétrécissement.
Mais les antécédents, une exploration méthodique et
surtout la douleur produite par la palpation du canal au
niveau de la pierre, nous mettra sur la voie du diagnostic.

Un calcul pourra aussi être méconnu si, siégeant dans

la portion membraneuse, celle-ci est atteinte de spasme
et qu'on ne puisse pas y pénétrer, mais les antécédents,
le cathétérisme et la palpation contribueront à nous faire
éviter l'erreur.

Cowpérite. — La cowpérite peut faire croire à la présence d'un rétrécissement de l'urèthre, non seulement à
cause du spasme uréthral qu'elle peut produire, mais
aussi à cause de la tumeur et des fistules qu'elle peut
présenter du côté du périnée. La tumeur peut se propa-
ger du côté opposé à la glande atteinte et devenir alors
comme on l'observe en général dans le rétrécissement. Mais la cause de la cowpérite qui est ordinairement une blennorrhagie, l'unilatéralité de la tumeur et
son adhérence au bulbe, occupant le siège de la glande
et n'ayant été ni précoce, ni accompagnée des symptômes
d'un rétrécissement uréthral, et dans les cas de fistules
l'absence de communication avec l'urèthre seront suffi-
sants pour nous conduire à un bon diagnostic.

Hypertrophie prostatique. — Nous n'aurions pas besoin
de faire un diagnostic différentiel entre l'hypertrophie
de la prostate et le rétrécissement uréthral, si on se trouvait toujours en présence de ces cas typiques, dans lesquels la symptomatologie de l'hypertrophie est tellement
complète qu'il n'est permis d'émettre aucun doute sur
son existence. Rappelons-en les principaux caractères.
Un individu ayant dépassé la cinquantaine nous raconte
que depuis quelques années il urine davantage et plus
souvent, que les mictions sont beaucoup plus fréquentes
la nuit que le jour ; malgré que ses envies d'uriner soient

pressantes, il ne peut les satisfaire qu'au prix d'efforts souvent considérables ; ces retards dans la miction surviennent surtout pendant la nuit et s'accentuent davantage le matin au réveil, la miction est douloureuse au commencement et surtout à la fin ; le jet d'urine sort sans force et d'autres fois presque en bavant ; à plusieurs reprises le malade a été atteint de rétention complète d'urine, ou bien il a de l'incontinence. L'urine est trouble et contient quelquefois du sang à la fin de la miction ; les moindres excès augmentent l'intensité de tous ces phénomènes.

Si après ce récit on pratique le toucher rectal on trouvera les lobes de la prostate plus ou moins volumineux, et si avec le toucher rectal on continue le palper abdominale on constatera que la vessie contient une certaide quantité d'urine, et cela quoique le malade vienne d'uriner. Si on pratique le cathétérisme on trouve la portion prostatique du canal plus ou moins allongée, plus ou moins déformée, on pourra entrer dans la vessie même avec une grosse sonde et évacuer une certaine quantité d'urine plus ou moins altérée.

Nous trouverons en outre, la langue et la bouche plus ou moins sèches, quelquefois rouges, les digestions pénibles, l'appétit perdu et la constipation habituelle.

Il est certain qu'en présence d'un cas semblable il n'y a pas à s'y tromper, mais il n'en n'est pas toujours ainsi, et nous allons voir d'autres formes dont le diagnostic est rendu difficile par l'addition de nouveaux phénomènes.

Les erreurs entre l'hypertrophie et le rétrécissement peuvent être commises non seulement à cause de la ressemblance que peuvent présenter les symptômes fonctionnels, mais aussi par les difficultés du cathétérisme.

Supposons un homme ayant près de 50 ans, qui, après une nuit d'excès, nous appelle pour le soulager d'une rétention d'urine complète. On ne le trouvera pas assez âgé pour en faire un prostatique, ni suffisamment jeune pour penser à un rétréci.

On l'interroge et l'on apprend qu'il a eu une blennorrhagie à 24 ou 26 ans, et qu'il n'y a qu'un mois que la miction est devenue plus fréquente, que son jet est moins lancé, que souvent il est obligé de faire des efforts pour uriner, que ces mictions offrent en outre du retard le matin au réveil ou lorsqu'il fait des excès, qu'il souffre en urinant et surtout à la fin de la miction, que quelquefois les dernières gouttes d'urine sont sanguinolentes. On pratique le toucher et ou trouve une prostate à peine augmentée de volume. Le toucher rectal, combiné avec la palpation abdominale, nous indique une grande quantité d'urine dans la vessie. Le cathétérisme nous montre un obstacle et on ne peut pas arriver à la vessie. C'est souvent en pareil cas que le médecin inexpérimenté fait le diagnostic de rétrécissement de l'urèthre.

Chez ce malade nous trouverons bien comme antécédents une blennorrhagie, mais on sait que cette dernière affection peut exister sans donner lieu au rétrécissement. Par le toucher on trouve, cela est vrai, une prostate qui n'est pas suffisamment hypertrophiée pour produire une rétention d'urine, mais on sait combien est grand le rôle de l'élément congestif dans la pathogénie de la rétention d'urine.

On peut trouver en outre de l'hypertrophie du lobe moyen, même quand les autres lobes sont presque intacts ; on reconnaîtra alors la lésion au moyen du cathétérisme. Il arrive souvent que dans les cas d'hypertrophie de la prostate on ne puisse pas arriver à la vessie. Cela tient à l'une des trois causes suivantes. Ou bien la sonde se coiffe dans le cul-de-sac du bulbe, ou bien il existe du spasme de la portion membraneuse de l'urèthre, ou bien le canal au niveau de la portion prostatique est très déformé.

Les symptômes, qu'on peut trouver dans ces deux affections : rétrécissement et hypertrophie, sont la fréquence des mictions, la diminution de la force de projection, les rétentions d'urine, l'incontinence vraie et la fausse incontinence, la polyurie, les troubles gastriques, les troubles de l'urine, etc.

Mais tandis que dans le rétrécissement la fréquence de la miction n'est pas en général un symptôme du début, et se fait aussi souvent le jour que la nuit, dans l'hypertrophie de la prostate ce phénomène est très précoce et se fait plus souvent la nuit que le jour.

Chez le prostatique, la diminution de la force de projection coïncide en général avec un jet plus ou moins normal et s'observe dès le commencement de la maladie, tandis que chez les rétrécis, elle coïncide avec un jet déformé, filiforme et se constate vers la fin de la maladie.

La rétention complète d'urine arrive chez le prostatique, ou bien d'emblée, ou bien à la suite d'une rétention incomplète. Elle ne se laisse pas attendre longtemps après le début de la maladie, et dès qu'elle existe elle dure souvent quelque temps. Elle est fréquente, tandis que chez les rétrécis on ne l'observe que dans un cinquième des cas (Guyon), et en général à une époque avancée de l'affection et d'une manière passagère.

La rétention incomplète et ses conséquences (troubles gastriques, fièvre, altération de l'urine) arrivent à une époque peu avancée de la maladie chez les prostatiques, tandis que ce sont des phénomènes tardifs chez les rétrécis et ils ne surviennent pas toujours. La polyurie est un des symptômes du début de l'hypertrophie, d'abord passagère elle devient bientôt permanente. Elle est tardive et beaucoup moins constante chez les rétrécis.

Chez les prostatiques l'incontience d'urine commence à se montrer d'abord le soir seulement, tandis que chez les rétrécis c'est au contraire pendant le jour qu'elle survient au début.

Nous aurions déjà fini de faire le diagnostic différentiel entre ces deux affections, s'il ne nous restait à parler d'une catégorie de malades sur lesquels on n'a pas bien appelé l'attention. Nous voulons parler de ces individus atteints à la fois d'hypertrophie de la prostate et de rétrécissement de l'urèthre.

Souvent chez ces individus le rétrécissement passe inaperçu jusqu'au moment où la prostate commence à se développer, et alors ce sont en général des symptômes prostatiques seulement que nous observons. Dans ces cas les troubles, produits par l'hypertrophie prostatique, cachent pour ainsi dire le rétrécissement.

L'observation suivante en est une preuve.

Blennorrhagie, goutte militaire, rétrécissement unique, siégeant à la partie postérieure de la région bulbaire, hypertrophie prostatique, rétention incomplète d'urine, troubles digestifs. (Obs. personnelle.)

Le nommé Ervieux, âgé de 60 ans, marchand de quatre-saisons, entre le 20 novembre 1880 à l'hôpital Saint-Louis, salle Saint-Augustin, n° 37, service de M. Le Dentu.

En 1870 il fut atteint d'une blennorrhagie qui lui dura quelques semaines, et il eut à la suite un goutte militaire pendant quelques mois.

En 1843, deuxième blennorrhagie (cordée) dont la durée fut de deux mois et suivie pendant quelque temps de goutte militaire, il ne fut pas fait de manœuvres pour rompre la corde.

Depuis 1874 le malade a remarqué que ses mictions sont devenues plus fréquentes et qu'il met plus longtemps à pisser. Son jet n'avait pas beaucoup changé.

En 1878, ses envies d'uriner sont devenues plus fréquentes, pressantes, et la miction était douloureuse au commencement et surtout à la fin. Les dernières gouttes d'urine étaient sanguinolentes. Il était obligé de se lever quatre ou cinq fois pendant la nuit pour uriner. Au mois de septembre 1879, la maladie augmenta d'intensité. Les envies d'uriner sont devenues plus fréquentes surtout pendant la nuit. Les mictions sont devenues tellement pressantes que le malade a à peine le temps de les satisfaire. Il lui arrive de mouiller ses vêtements s'il veut se retenir. Les urines deviennent sanguinolentes de temps en temps, et laissent un dépôt au fond du vase.

Le malade a eu en outre, depuis cette époque, de l'inappétence, se plaint de la lenteur de ses digestions et d'être toujours constipé.

État actuel. — M. Le Dentu explore le canal et arrive à passer le n° 14 de la filiaire Charrière; il trouve un rétrécissement dur, inextensible à la partie postérieure de la portion spongieuse de l'urèthre. L'exploration fait facilement saigner le canal.

Lorsqu'on sonde le malade, on voit que l'instrument, une fois arrivé à la portion prostatique de l'urèthre, se dévie un peu du côté droit, et qu'en outre on est obligé de faire un certain effort pour arriver à la vessie.

Prostate. — Par le toucher rectal, on sent un globe de la grandeur d'une mandarine. dur, non élastique, à surface régulière et très convexe. On ne parvient pas à limiter la tumeur avec le doigt ni dans ses parties latérales, ni à sa partie supérieure. La pression ne produit pas de douleur. La muqueuse rectale est adhérente à la tumeur.

Le toucher rectal, combiné à la palpation abdominale, ne nous apprend rien de plus concernant la prostate; mais on constate que le globe vésical contient une grande quantité d'urine.

Vessie. — A la palpation abdominale, on constate une tumeur dépassant de quatre travers de doigts le bord supérieur de l'arcade pubienne.

Le cathétérisme nous indique que la vessie est grande, que la muqueuse saigne facilement. On en retire près dé 1 litre 1/2 d'urine faiblement acide, de couleur rouge brun.

Miction. — La miction est fréquente (une douzaine de fois par jour et à peu près le double pendant la nuit). Elle est pressante, douloureuse au commencement et surtout à la fin.

La douleur est lancinante, d'autres fois brûlante, et siège au gland et au périnée. Il existe, en outre, de la pesanteur au bas-ventre, accompagnée parfois de douleurs sourdes et profondes qui augmentent par la pression faite au niveau de l'épigastre.

A la fin de la miction, il lui survient quelquefois du ténesme vésical et rectal. Quelquefois les dernières gouttes d'urine sont sanguinolentes.

L'exercice facilite les mictions ; le malade urine, au contraire, plus difficilement lorsqu'il est au lit ; souvent il est obligé de faire des efforts pour uriner ; malgré cela, il urine peu à la fois.

Le jet d'urine est moins gros que normalement et lancé avec beaucoup moins de force. La quantité d'urine est de près de 3 litres dans les vingt-quatre heures, et laisse déposer une couche rougeâtre au fond du bocal.

Testicules. — L'épididyme gauche et le cordon sont gros, raccourcis. Le testicule est un peu plus petit que celui du côté opposé ; il offre à peu près la grosseur normale, peut-être même est-il un peu plus petit ; il conserve toujours sa place près de l'anneau inguinal. On ne parvient pas à le faire descendre à sa place normale. Le malade ne se plaint pas de douleurs dans ces parties.

Appareil digestif. — La langue est un peu sèche, recouverte d'un enduit blanchâtre ; elle est rouge à la pointe et un peu sur les bords. Les digestions sont lentes et se font dificilement. L'appétit est nul. La soif est augmentée ; le malade est en outre habituellement constipé. Rien à noter du côté de l'appareil circulatoire ni respiratoire. Rien dans les autres organes.

Le malade est bien constitué, bien musclé.

La peau est un peu jaunâtre, sale comme celle des urinaires.

La température arrive souvent à 38°.

Traitement. — Cathétérisme évacuateur matin et soir, et lavage avec de l'eau.

Lorsque nous avons quitté le service, R..., était beaucoup amélioré, il urinait mieux et moins souvent, mangeait un peu plus, et se sentait plus à l'aise.

Cette observation démontre que les rétrécissements peuvent passer inaperçus dans les cas d'hypertrophie protastique ; car ici on ne le soupçonnait pas, et on ne l'aurait peut-être pas trouvé si l'on n'avait pas exploré le canal.

Dans des cas semblables au précédent, nous pourrions nous armer très mal à propos d'une sonde pour évacuer la vessie ; car, comme le dit M. le professeur Guyon, ce qui pourra arriver de moins grave, c'est de ne pas réussir, et, avec un peu d'amour-propre, il pourra même advenir que nous fassions fausse route.

Cancer de la prostate. — Dans le cancer de la prostate, nous trouvons des phénomènes de dysurie, de rétention d'urine et de spasme de l'urèthre, qui, à un examen rapide, pourraient nous induire en erreur et faire croire à un rétrécissement. Mais l'existence de fongosités de la portion prostatique dont le moindre contact produit un écoulement sanguin du même côté, de même que la simple miction d'un côté, et de l'autre le toucher rectal, l'état général du malade et son âge suffiront pour qu'on ne s'y méprenne pas.

Prostatite. — Dans la prostatite, on observe de la pesanteur vague et de l'engourdissement dans la région ano-périnéale. Les envies d'uriner sont fréquentes et pressantes, et la miction ne s'accomplit qu'au prix d'un certain effort et d'une douleur plus ou moins vive. Cette douleur s'irradie vers les cuisses et vers les lombes, et s'exaspère par les mouvements et la pression au périnée. Ainsi, les malades s'asseyent difficilement.

Le jet d'urine est petit, intermittent; souvent la miction ne se fait que goutte à goutte, ou même devient absolument impossible; il existe alors de la rétention d'urine. La défécation est pénible et douloureuse. Le ténesme rectal est entretenu par une sensation de corps étranger arrêté dans le rectum.

Le toucher rectal est très douloureux et très pénible.

La prostate est très douloureuse, et prend dans les prostatites totales la forme carrée. (Vidal.)

Le cathétérisme est très douloureux, et en général assez difficile. On peut voir souvent l'instrument arrêté d'une façon très marquée, quoique non définitive, par l'existence du spasme.

Une fois arrivé à la portion prostatique, on rencontre

les déformations du canal, et on avance très difficilement.

On rencontre en outre, dans cette maladie, des symptômes généraux qui consistent dans la fièvre, qui peut
être très légère ou très violente, de la soif, de l'inappétence, de la constipation, etc.

Les troubles de la miction et les difficultés du cathétérisme peuvent faire croire dans quelques cas à la présence d'un rétrécissement, surtout si le malade se présente avec les phénomènes d'une rétention d'urine. Mais
si, avant d'explorer le canal (ce qui dans ce cas, soit dit
en passant, sera plus nuisible qu'utile), on examinait
bien le malade au point de vue de ses antécédents et
si on pratiquait le toucher rectal on apercevrait sur
eux l'existence d'une blennorrhagie récente et on évi-
terait toute erreur.

Valvules du col de la vessie. — Les valvules du col de
la vessie se produisent, tantôt chez les prostatiques, tantôt chez les rétrécis, ou dans quelques autres affections
de l'urèthre et du col de la vessie. Elles peuvent être
formées au dépens de la prostate ou bien par des fibres
musculaires soulevant la muqueuse.

Les malades qui en sont atteints éprouvent de la difficulté de la miction. laquelle se trouve en rapport avec
la saillie de la valvule ; quelquefois dé la rétention
d'urine et du spasme de la vessie et de l'urèthre qui augmentent les phénomènes de dysurie. Le malade ressent
en outre de la douleur au niveau du col, de l'engorge-
ment et des élancements dans le gland. Des sensations
de douleur, de gêne et do pesanteur peuvent se pro-
pager vers les régions lombaires et sacrées.

Le cathétérisme fait éprouver de la douleur surtout au niveau de la région membraneuse, où l'on peut constater en général du spasme, la portion protastique est aussi sensible. On trouve à l'entrée de la vessie un obstacle qui fait soulever l'instrument, mais souvent on ne le sent qu'en retirant l'explorateur.

Un des meilleurs cathéters pour bien constate r es valvules du col, est celui de Mercier, qui est courbé selon un angle de 100° à 110° à 12 ou 16 millim. de son extrémité vésicale.

Les valvules du col sont très difficiles à diagnostiquer. On les confond surtout avec l'hypertrophie prostatique et avec la cystite du col ; mais à cause des troubles de la miction et des difficultés du cathétérisme elles peuvent être prises pour un rétrécissement.

Cystite du col. — Dans la cystite du col les envies d'uriner sont fréquentes et pressantes. On urine peu et souvent. A la suite des efforts, des douleurs apparaissent à la région hypogastrique, surtout immédiatement derrière et au-dessus du pubis. Elles s'irradient vers l'anus, le périnée, etc., et atteignent leur maximum au début et à la fin de la miction. On observe en outre des épreintes et du ténesme vésical et rectal ; on trouve quelquefois de la rétention d'urine avec hématuries, qui surviennent à la fin de la miction, surtout avec les dernières gouttes d'urine expulsées.

Si on pratique l'exploration on trouve souvent du spasme et de la douleur dans l'urèthre postérieur.

Tous les phénomènes que nous venons de décrire, peuvent aussi se rencontrer, mais à un degré moindre dans les rétrécissements de l'urèthre. Nous savons en effet que cette dernière maladie peut se compliquer de cystite du col. Ainsi si dans cette dernière maladie on ne réussit pas à passer un explorateur, à cause du spasme, on pourrait se tromper et croire à une stricture du canal.

Même dans les cas de rétrécissements où il n'existe pas de cystite l'erreur peut être possible. En effet, supposons deux malades, l'un atteint de cystite du col, et l'autre de rétrécissement de l'urèthre, mais tous deux avec de la rétention d'urine. Dans les deux cas on observera de la pesanteur du périnée, du ténesme, de la constipation, des douleurs dans la région hypogastrique, de fréquentes envies d'uriner pressantes qu'ils ne peuvent satisfaire. Si on pratique le cathétérisme on peut être arrêté dans le premier cas à cause du spasme et dans le second cas à cause de la stricture. Mais si avant de pratiquer le cathétérisme on étudiait le passé vésical et uréthral des malades on verrait que chez l'un le canal peut être vierge de strictures et que la maladie date de peu de temps, tandis que chez l'autre l'affection date de longtemps et que le canal présente d'autres points rétrécis.

Cystite tuberculeuse. — La cystite tuberculeuse est une de ces affections dont le diagnostic est quelquefois très difficile à porter et par certains points de ressemblance avec le rétrécissement de l'urèthre elle peut donner lieu à des erreurs préjudiciables. On sait, en effet, que l'exploration ou toute autre opération faite dans une vessie tuberculeuse peut donner un coup de fouet à la mar-

che de la maladie. C'est pour cela que nous allons tâcher
de bien établir les différences entre les phénomènes
communs de ces deux maladies.

S'il est vrai qu'on peut rencontrer des malades atteints
de cystite tuberculeuse présentant en outre des signes
de tuberculose pulmonaire, de la prostate, des testicules, il est vrai aussi qu'on peut trouver une autre forme
de cystite tuberculeuse où ces complications manquent,
alors on arrivera au diagnostic, surtout au moyen de
l'étude des signes fonctionnels.

Dans ces cas la maladie débute le plus souvent par la
fréquence de la miction, par une hématurie plus ou
moins forte et très rarement par de la rétention d'urine.

La miction devient douloureuse surtout en commen-
çant et en finissant, mais la douleur peut manquer dans
quelques cas rares. La miction peut devenir plus ou
moins gênée et ne se faire que goutte à goutte ou par un
jet plus ou moins fin.

Par l'exploration de l'urèthre on constate que la portion membraneuse et prostatique sont très douloureuses
et presque toujours on trouve du spasme plus ou moins
difficile à vaincre.

Chez les rétrécis la vessie peut être atteinte et alors
nous observons la fréquence et la douleur dans la miction,
des hématuries, en outre on voit que dans l'une ou l'autre
affection, quelquefois la miction ne se fait que goutte à
goutte ou bien par un jet filiformé et souvent avec des
efforts plus ou moins considérables. Si on explore le canal on peut rencontrer un spasme très serré qui peut
empêcher le chirurgien de pénétrer dans la vessie et de
faire croire à l'existence d'une stricture de l'urèthre.

Dans la cystite tuberculeuse comme dans le rétrécissement nous trouvons les envies fréquentes d'uriner, l'incontinence d'urine, la rétention et les troubles de l'urine, etc. Mais chez les rétrécis la difficulté des mictions ne se montrent pas subitement, elle va toujours en croissant et ce n'est qu'après un temps souvent très long que les malades s'en plaignent. En outre elle ne s'accompagne presque jamais de douleur, et lorsque celle-ci existe elle est beaucoup moins forte que dans la cystite tuberculeuse.

Les envies fréquentes d'uriner sont un symptôme du début dans la cystite tuberculeuse; mais il n'est bien marqué qu'à une époque avancée dans les rétrécissements.

L'incontinence d'urine peut être un symptôme initial de la cystite tuberculeuse et en tout cas se présente beaucoup plus vite que dans le rétrécissement. Nous dirons la même chose de la rétention d'urine et en outre, celle-ci n'est jamais aussi persistante que dans le rétrécissement.

Les troubles de l'urine peuvent se présenter dès le début ou à une époque peu avancée de la maladie dans la cystite tuberculeuse. Elles ne s'observent au contraire que vers la fin chez les rétrécis.

C'est surtout à cause du spasme de l'urèthre que le diagnostic peut offrir des difficultés. Le spasme est en effet un des symptômes les plus constants de cette affection. C'est une loi de pathologie urinaire bien établie par MM. les professeurs Guyon et Verneuil, que toutes les fois que le col est vivement impressionné par une lésion quelconque il y a spasme de l'urèthre. Ainsi lorsqu'on veut faire le diagnostic entre la cystite tuberculeuse et le rétrécissement, on n'oubliera pas que si on ne réussit pas à passer par le canal avec un instrument mou, il faut recourrir aux instruments métalliques.

Nous devons savoir que dans la crystite tuberculeuse la rétention d'urine est due non seulement au *spasme*, mais aussi au gonflement de la prostate produit par la présence des dépôts de nature tuberculeuse dans cette glande, et beaucoup plus rarement à l'oblitération de l'orifice du col par un caillot sanguin.

Nous dirons pour une dernière fois que le spasme ne produit de rétention d'urine que lorsqu'il y a en même temps de la congestion ou de l'inflammation du canal : « il n'est, à notre avis, possible d'attribuer au spasme qu'une action de combinaison et non une action isolée » (Guyon). L'état spasmodique est subordonné à l'élément inflammatoire et congestif.

On voit en outre que la marche de la maladie est beaucoup plus rapide et que quelquefois il y a des rémissions plus ou moins longues. Leur durée est beaucoup moins grande que dans le rétrécissement.

Cancer de la vessie. — Le cancer de la vessie surtout quand il se propage à l'urèthre peut présenter des symptômes de dysurie, de la rétention d'urine et du spasme de l'urèthre. Mais malgré ces symptômes qui sont aussi ceux d'un rétrécissement, on pourra les distinguer de cette dernière maladie par les hématuries qui donnent à l'urine une couleur brunâtre persistant presque tout le temps de la maladie, par le rejet des débris cancéreux qui peuvent indiquer la nature de la tumeur au microscope, souvent par le toucher rectal, quelquefois par la palpation abdominale, par les douleurs vésicales, par l'état général, par l'âge du malade, par le cathétérisme, etc.

Calculs vésicaux. — Les calculs vésicaux présentent ou peuvent présenter des symptômes qui font croire à l'existence d'un rétrécissement de l'urèthre. Nous pouvons trouver dans ces deux affections la fréquence de la miction, les hématuries, les douleurs en urinant, les modifications du jet de l'urine, les troubles de ce liquide, l'incontinence et la rétention d'urine; et les difficultés du cathétérisme peuvent surtout nous faire croire à une structure du canal, alors qu'il n'y a que du spasme.

Les symptômes communs à ces deux maladies présentent dans chacune d'elles des particularités qui lui sont propres. Ainsi la fréquence dans les mictions surviennent dès le début chez les calculeux et augmente avec l'exercice; chez les rétrécis, au contraire, ce symptôme ne survient en général qu'au bout de quelques temps et n'est pas influencé par l'exercice. Les hématurés sobservent dès le début, sont fréquentes et surviennent ou augmentent par les marches, les courses en voitures, etc, et diparaissent, en général, par le repos. Chez les rétrécis on observe rarement l'hématurie et elle ne survient en général qu'à la suite du catéthérisme ou lorsque la vessie est prise et n'arrive presque jamais dès le début de l'affection.

La douleur à la miction se rencontre presque toujours chez les calculeux et survient surtout avec l'explusion des dernières gouttes d'urine; chez les rétrécis on la rencontre rarement, elle peut s'observer au commencement, pendant et à la fin de la miction.

Le jet d'urine peut être modifié ou bien à la suite du spasme, ou bien par la présence d'un calcul dans l'ouverture du col, ce qui est rare et ne se voit surtout que chez les enfants. Dans ce dernier cas le jet est quelquefois interrompu dans sa continuité, mais gros, et le calcul est petit. Chez les rétrécis le jet d'urine s'amincit en général, et cela d'autant plus que la maladie fait des progrès.

Les troubles de l'urine arrivent en général plus vite chez les calculeux que dans le rétrécissement, mais nous ne voulons pas dire pour cela que chez tout calculeux il y ait des troubles urinaires, au contraire on voit même souvent des calculeux ne jamais les présenter ou seulement les présenter à la fin.

Pas de cathétérisme, on peut trouver ou du spasme de l'urèthre ou la présence d'un calcul dans le col ayant donné de l'incontinence d'urine, ce qui est de beaucoup le cas le plus rare.

Affections des reins. — Dans les affections des reins, la lithiase rénale par exemple, on peut trouver des caillots sanguins produisant la rétention d'urine et on peut rencontrer en outre du spasme de l'urèthre. On comprend d'après cela que le diagnostic peut être embarrassant pendant un moment. Mais, par la marche de la maladie, par les antécédents, par l'exploration bien faite, on pourra poser le véritable diagnostic.

Rétention d'urine. — Nous n'insisterons pas sur le diagnostic différentiel de la rétention d'urine, diagnostic qui du reste est généralement facile à faire.

Le point important et parfois difficile à établir est d'en

reconnaître la cause si on ne peut pas s'exposer à être plus nuisible qu'utile au malade.

En effet, à chaque cause répond un traitement souvent différent,

Les instruments évacuateurs ne sont pas les mêmes s'il s'agit d'une rétention d'urine due à un rétrécissement, ou à une rétention d'urine prostatique. Il y a des cas où les calmants, les boissons délayantes, un bain tiède feront plus d'effet que tout autre traitement.

Par elle-même la rétention d'urine n'a pas de valeur séméiologique certaine; ainsi c'est par les commémoratifs et par l'examen qu'on arrivera à connaître la nature et le siège de la lésion,

Dès qu'on est en présence d'un malade atteint de rétention d'urine on peut déjà, après un examen rapide, avoir quelques notions sur la cause de la rétention. Si c'est un individu jeune on inclinera vers la possibilité d'un rétrécissement; si c'est au contraire un vieillard on pensera à un prostatique. Cependant nous avons déjà dit que cette règle présente des exceptions.

Dans tous les cas où les signes prémonitoires seront insuffisants. on arrivera à faire le diagnostic au moyen de l'interrogatoire et de l'examen direct.

Troubles digestifs. — Les troubles digestifs des rétrécissements ont pu donner lieu plus d'une fois à des erreurs de diagnostic. Les vomissements ont été pris pour des affections de l'estomac surtout pour la dyspepsie. Les diarrhées pour des affections de l'intestin.

Les migraines qu'ont peut observer dans quelques cas de rétrécissement ont été prises pour des névropathies.

Ces erreurs ont été commises, même dans des cas où on n'ignorait pas l'existence d'un rétrécissement. Pour les troubles digestifs en particulier, on est porté généralement à les considérer comme des épiphénomènes, alors qu'ils dépendent directement de la lésion uréthrale. Cette relation de cause à effet était peu connue avant les travaux du professeur Guyon, et nous espérons que ces erreurs disparaîtront à mesure que ces doctrines seront plus vulgarisées.

Il arrive souvent que, chez ces malades atteints de troubles digestifs, on ne découvre que par hasard le rétrécissement. Lorsque l'on opère ces malades, la guérison des troubles qu'ils éprouvaient s'obtient à leur grand étonnement, tout aussi bien qu'à celui du médecin.

Nous avons rencontré quelques observations de rétrécissement de l'urèthre avec fièvre, dans lesquels on avait méconnu pendant quelque temps la cause de la fièvre. Le traitement antifébrile n'avait produit aucun changement dans la maladie et la guérision n'a pu s'obtenir qu'avec le traitement du rétrécissement.

Tumeur de voisinage. — Des tumeurs comprenant l'urèthre peuvent produire des troubles urinaires, mais dans ces cas, le toucher et l'inspection des parties voisines de l'urèthre écarteront toute erreur de diagnostic.

INDEX BIBLIOGRAPHIQUE.

Allius. — Maladies de l'urèthre, 1855.

Amussat. — Leçons cliniques sur la rétention d'urine causée par les rétrécissements, 1828.

Charpentier. — Rétrécissement de l'urèthre, 1882.

Cras. — Mémoires sur les ruptures de l'urèthre. Bull. de la Société de chirurgie, 1876-1878.

Cazeau. — Traumatisme de l'urèthre, th. 1872.

Civial. — Traité des maladies des voies urinaires, 1858.

Desault. — Traité des maladies des voies urinaires, 1803.

Dupierris. — Rétrécissements organiques du canal.

Guyon. — Traité des maladies des voies urinaires, 1881.

— Bull. de la Société de chirurgie, 1876.

— Traité sur le diagnostic chirurgical.

Landela. — Siège des rétrécissements, th. 1867.

Leroy (d'Etiolles). — Des angusties et rétrécissement de l'urèthre.

Lisfranc. — Rétrécissement ue l'urèthre, th. agrég. 1824.

Laugier. — Des rétrécissements de l'urèthre, 1836.

Lallemand. — Des rétrécissements de l'urèthre, 1825.

Picard. — Maladies de l'urèthre, 1877.

Perrène. — Traité des rétrécissements organiques de l'urèthre, 1847.

Reybaud. — Traité pratique des rétrécissements de l'urèthre, 1853.

Rodriguez. — Traité des rétrécissements de l'urèthre, 1845.

Trélat. — Bulletin de la Société de chirurgie, 1863.

Terrillon. — Ruptures traumatiques de l'urèthre, th. agrég., 1880.

Thompson. — Maladies des voies urinaires.

— Rétrécissements de l'urèthre.

Verneuil. — Rétrécissement infranchissable. Gaz. bebd., 1865.

— Article rétrécissement, in Dict. encycl., 1876.

Speire. — Rétrécissement spasmodique.

Guibal. — Spasme de l'urèthre, th. agrég., 1880.

Voillemier. — Traité des maladies de l'urèthre, 1868.

Gosselin. — Clinique de la Charité.

Fournier. — Leçons sur la syphilis, in Journal, École de médecine.

Duplay. — Leçons sur les rétrécissements, in Progrès médical.

Paris. — A. PARENT, imp. de la Fac. de médec., rue M.-le-Prince, 31.
A. DAVY, successeur.